中 年 之 路

人格的第二次成型

【美】詹姆斯·霍利斯 —— 著

郑世彦 —— 译

ZHEJIANG UNIVERSITY PRESS
浙江大学出版社
·杭州·

图书在版编目（CIP）数据

中年之路：人格的第二次成型／（美）詹姆斯·霍利斯著；郑世彦译. -- 杭州：浙江大学出版社，2022.12（2024.9重印）

书名原文：The Middle Passage :From Misery to Meaning in Midlife

ISBN 978-7-308-23026-1

Ⅰ.①中… Ⅱ.①詹… ②郑… Ⅲ.①中年人—心理保健 Ⅳ.①R161.6

中国版本图书馆CIP数据核字(2022)第182361号

Original title: The Middle Passage
©James Hollis, USA,1993
Simplified Chinese Edition licensed through Flieder-Verlag GmbH, Germany（2021）第241139号

浙江省版权局著作权合同登记图字：11—2022—337号

中年之路：人格的第二次成型

（美）詹姆斯·霍利斯　著　郑世彦　译

策　　划	杭州蓝狮子文化创意股份有限公司	
责任编辑	张一弛	
责任校对	黄梦瑶	
责任印制	范洪法	
出版发行	浙江大学出版社	
	（杭州市天目山路148号　　邮政编码　310007）	
	（网址：http://www.zjupress.com）	
排　　版	杭州林智广告有限公司	
印　　刷	杭州钱江彩色印务有限公司	
开　　本	880mm×1230mm　1/32	
印　　张	6.625	
字　　数	120千	
版 印 次	2022年12月第1版　2024年9月第11次印刷	
书　　号	ISBN 978-7-308-23026-1	
定　　价	58.00元	

在人生的中途

我迷失了方向

发现自己置身于一片黑暗的森林。

————但丁（Dante），

《炼狱》（*The Inferno*）

我们的心盛满新的痛苦，

新的光彩和沉默。

神秘变得野蛮，上帝变得更伟大。

黑暗势力提升，因为它们也变得更强大，

整个人类岛屿都在震动。

————尼古斯·卡赞扎基斯（Nikos Kazantzakis），

《上帝的救世主》（*The Saviors of God*）

生活向后回忆，但活着必须向前。

————克尔凯郭尔（Kierkegaard），

《克尔凯郭尔日记》（*The Journals of Kierkegaard*）

若将你内在的东西活出来，

它们必能拯救你。

若不把你内在的东西活出来，

它们必将毁灭你。

————《多马福音》（*The Gospel According to Thomas*）

译者序　听从内心的召唤

有本书里引用了这样一段话：

> 正如荣格所断言的："神经症的暴发不仅仅是偶然的。一般来说，这是最关键的时刻。它通常是要求新的心理调整、新的适应的时刻。"这意味着我们的心灵组织了这场危机，制造了这种痛苦，因为伤害已经造成，改变必须发生。

当我看到这段话时，我便搜索它出自哪本书。当我看到书名 *The Middle Passage: From Misery to Meaning in Midlife* 时，我便寻找这本书。当我得知这本书没有中文版时，我便联系了出版社。当我手上还有其他稿件时，我便寻找小伙伴一起来翻译这本书。几经努力，终于找到了合适的出版机构，经过日夜锤炼，翻译、审校和编辑的工作也得以完成。因而，此刻她能与大家见面。

在这个过程中，我不知道是我在努力寻找这本书，还是这本书通过各种方法找到了我。

不可否认，我的人生走到了中年，且经历了一些痛苦，我想理解这是怎么回事，是不是人人如此，我想在这本书中寻找答案。但换个角度来看，是这段话潜藏在书中，等着被人发现；而这本书又借由这段话伺机而出，她在等待和召唤一个有缘人。

不管怎么说，这本书的出现可谓恰逢其时。人到中年，必须经历一场转变。

在成年早期，或者说，在第一个成年期（12—40岁左右），我们的人格不过是对外界的反应的集合。我们还不完全了解这个世界，我们学习的是身边大人的态度和行为，我们被要求成为这样或那样的人。到了第二个成年期，我们才有了一点闲暇和空余，自我才有了一些力量，可以琢磨着如何"成为我自己"。

成为我自己，这是心灵发展的目标。在荣格看来，心灵是一个实体，有其自身的目标，那便是求得圆满。对一个人来说，便是尽量实现完整性。一个前半生依赖性强的人，后半生需要学习自力更生；一个控制性强的人，后半生则需要学会顺其自然。如果我们没有意识到这一点，心灵就会轻轻敲击我们；如果我们还是毫无意识，心灵就会用板砖拍打我们。

所以说，如果我们不是一直保持有意识的状态，如果我们不是一直在积极地改变自我，在中年时期，内在压力的不断累积就会引发一场心灵的危机。危机是一种警告，危机也是一种召唤，召唤我们走向更广阔的旅程。正如本书作者詹姆斯·霍利斯所说："我们的心灵组织了这场危机，制造了这种痛苦，因为伤害已经造成，改变必须发生。"

但愿每个人都能经历这场危机。除非你一直在经历调整和更新，否则，心灵就会以危机的形式，逼迫你不断扩展自己的边界，发展出那些被压抑的人格侧面，直到你成为一个完整的人！

此生短暂，请听从内心的召唤，活出圆满的生命。正如《多马福音》中所说：若将你内在的东西活出来，它们必能拯救你；若不把你内在的东西活出来，它们必将毁灭你。当然，这里的"毁灭"不是说让你真的死亡，而是说你辜负了自己的生命，你没有成为你自己。

听从内心的召唤，我组织了几位小伙伴来试译此书，作为一次练习。本书初稿分工如下：柳橙（序言、第一章和第二章部分）、张慧强（第二章部分）、陈月星（第三章部分）、田雨婧（第三章部分）、张琴（第四章、第五章）、王晓东（第六章），大约每个人承担了六分之一。柳橙对全书进行了初次审校，郑世彦进行了二次审校、部分重译和统稿。童桐认真阅读了部分章节并提出了宝贵意见。本书的出版离不开编辑老师的勤奋工作。在此，对大家的辛勤劳动一并表示衷心感谢！

    鉴于精力与学识有限，书中错讹难免，敬请各位读者指正！

郑世彦

2022 年 5 月 4 日

序 言

　　为什么这么多人在中年遭遇如此多的挫折？为什么我们会把这种挫折当作一种危机？这种经历的意义是什么？

　　中年危机，我更愿意称之为中年之路，为我们提供了一个重新审视自己的机会，并提出了一个看似可怕实则具有解放意义的问题："除了我的过往以及我所扮演的角色，我究竟是谁？"当我们发现自己一直在以虚假的自我生活，被不切实际的期望驱使着扮演一个"临时的"成年人格时，我们就打开了第二个成年期的大门，将迎来我们真实的人格。

　　中年之路是一个重新界定和调整人格的机会，是介于首次成年的青春期和无可避免的老年及死亡之间的过渡阶段。那些清醒地穿越了这段旅程的人，会为自己的生命赋予更多的意义。那些没有清醒穿越的人，无论他们在外部世界表现得多么成功，仍然是自己童年的"囚徒"。

　　在过去的十年里，我的精神分析实践对象主要是中年人；中年之路代表了一个极好的——尽管常常令人痛苦——修正自我感（sense of self）的机会。因此，本书将会探讨以下这些问题：

- 我们是如何获得特定的自我感的？

- 有哪些变化预示着我们进入了中年之路？

- 我们如何重新定义自我感？

- 荣格的个体化[1]概念与对他人的承诺之间有何关联？

- 有哪些态度和行为的改变能够支持个体化过程，并帮助我们穿越中年之路，渡我们脱离痛苦，去往意义的彼岸？

深度心理学家认为，一个人的成长空间取决于他向内看和承担责任的能力。如果我们总是将自己的生活看作由他人造成的困境，看成一个可以"迎刃而解"的问题，那么就不会发生任何改变。如果我们没有足够的勇气，人格的发展也就无从谈起。荣格在一封1945年谈及个人成长的信中写道：

> （成长）的史书由三部分组成：洞察力、忍耐力和行动
> 力。心理学只在第一部分被人需要，而在第二、第三部分，

1　个体化（individuation）是每个人内部潜在的、自发的、自然的、自主的过程；如果没有遭遇什么特别的障碍，受到阻止、延缓或扭曲，个体化过程作为一种"成熟过程或发展过程"，是一个与身体的生长和衰老并行的心理过程。参见约兰德·雅各比著，《荣格心理学》，陈瑛译，生活·读书·新知三联书店2017年版，第120页。——译者注

道德力量将发挥主导作用。[1]

　　许多人把生活当作一部小说。我们被动地从一页翻到另一页，以为造物主会在最后一页告诉我们生命的意义。正如海明威曾说过的，如果主人公还没有死，只是因为作者还没写到结尾。因此，无论有没有获得启迪，在人生的最后一页，我们都会死去。而踏上中年之路会让我们更加清醒，能够为余下的篇章担负起责任，敢于为召唤我们的广阔生活而冒险。

　　无论读者身处生命的哪一阶段，所受到的召唤都一如丁尼生（Tennyson）在《尤利西斯》（Ulysses）中所言：

　　　　长昼将尽，皓月徐升。内心召唤，耳边回响。
　　　　一起来吧，我的朋友。探新寻异，永不为晚。[2]

1　荣格（Jung），《荣格通信集》（C.G. Jung Letters）第 1 卷，第 375 页。
2　路易·恩特迈耶（Louis Untermeyer）主编，《伟大诗歌简明宝库》（A Concise Treasury of Great Poems），第 299 页。

The Middle Passage

目　录

第一章

CHAPTER 1

临时的人格

　　我读五年级的时候，正值第二次世界大战结束，老师买了一些本来用作潜艇望远镜的玻璃棱镜。课前课后，我们会（透过玻璃棱镜）在过道上摸索着前进，有时会撞上墙壁或其他同学，并乐在其中。我们着迷于究竟什么是现实，以及如何在如此弯曲的视角下找到道路。我很好奇那些一直戴着眼镜的同学，是否会看得更清晰，或者是否会看到一个完全不同的世界。当我得知眼睛里的晶状体也会折射光线时，我不得不进而怀疑，我们所看到的现实，是否完全取决于晶状体。

　　年少时的觉察对现在仍有启发意义，我意识到无论现实情况本身如何，在某种程度上，它都离不开我们看待它的视角。甫一出生，我们就被赋予了多种"视角"——遗传基因、性别、特定的文化，以及迥异的家庭环境，所有这些奠定了我们对现实的感知。多年后回头看，不得不承认，生活与其说源于我们的真实本性，不如说源于家庭环境因素，这些因素直接塑造了我们的现实感。甚至不得不承认，生活与其说源于我们的真实本性，不如说源于我们看待现实的视角。

　　心理治疗师有时会画一张代表家族情感的家谱图。家族几代人所延续的历史会揭示一些反复出现的主题。虽然遗传倾向发挥了作用，但很明显，家族会将其对生活的看法代代相传。父辈将"视角"传给子女，在这个折射的视角下，某些选择和结果被不停地重复。正如我们通过透镜看到了这个世界的某些方面，我们也因此错失了这个世界的其他方面。

也许，让中年之路变得有意义的第一步，就是承认家庭和文化的"视角"失之偏颇，而我们正是基于这些视角做出了选择并承受其后果。如果我们在另一个时空出生，有着价值观不同的父母，就会有完全不同的视角。我们被赋予的视角带来了一种受限制的生活，这种生活并不能体现我们是谁，而是反映了我们如何习惯性地看待人生和做出选择。世世代代的人都被人类中心论所吸引，试图捍卫自己的世界观，认为自身的视角比其他物种更优越。同样，我们也深信自己看待世界的视角是唯一正确的，很少怀疑自身感知所受到的限制。

童年创伤

哪怕处于最被优待的童年期，生活体验也可能是痛苦的。我们原本在母亲的子宫内与其连为一体，突然间，我们被粗暴地推入现实世界，开始了流放，同时也开始了追寻，以恢复失去的联结。甚至宗教也可以被视为寻找与母体子宫联结的一种投射（religion 来自拉丁文 religio，意为"人与神之间的纽带"；或者说 religare，意为"重新联结"）。对许多人而言，由于贫困、饥饿和各种虐待的影响，对世界的最初体验摧毁了他们对自我的感知。在童年时期，他们就封装了自己的感觉、认知和情感，以免受到进一步的伤害。这些人长大变成了反社会者和精神失常者，充斥于我们的监狱和街道。

可悲的是，对于因此遭受重创的人来说，成长和改变的前景是暗淡的；成长意味着要向充满痛苦的世界敞开自己，而这太可怕了。我们大多数人作为神经质人格幸存下来，这意味着在孩童的原始天性和所适应的世界之间的夹缝中生存。我们甚至可以得出结论，未经审视的成年人格是由童年创伤引起的态度、行为和心理反射的集合，其主要目的是应对关于童年的机体记忆所体验到的痛苦。这种机体记忆也可以被称作内在小孩（the inner child），我们的各种神经症代表了无意识地进化出保护这个内在小孩的策略。（这里使用的"神经症"一词不是临床意义上的，而是泛指我们的天性与文化适应之间的裂缝。）

童年创伤的性质可以概括为两个基本类别：（1）被忽视或遗弃的经历；（2）被生活压垮的经历。

我们所谓的临时人格，其实是脆弱的儿童在应对存在性焦虑时采用的一系列策略。这些行为和态度通常在五岁之前就已形成，并以一系列惊人的战略变化加以发展，其共同动机是自我保护。

在儿童对自我和世界的认知过程中，虽然一些外部因素如战争、贫困或残疾起着重要作用，但对我们生活的主要影响来自亲子关系的性质。人类学家描述了所谓的原始文化的认知过程，并注意到它们如何复现了我们童年期的思维方式。这种文化的特点便是泛灵论和魔法思维。

原始文化和童年期的思维都认为世界充满了灵性，换言之，内在和外界的能量被认为是同一现实的不同方面；这就是泛灵论思维。此外，这些原始文化推断——就像儿童所认为的那样——内在现实和外部世界会相互影响；这便是一种魔法思维。就像原始人只能知道自己的洞穴或雨林的边界一样，儿童也试图理解环境以提升自己的舒适度和扩大生存空间。（在柏拉图著名的洞穴寓言中，人类理解的极限被比作囚禁，被囚者根据自己被困的洞穴墙壁上的影子得出关于生活的结论。）因此，儿童得出的关于世界的结论来自一个狭隘的视角，不可避免的是片面和偏颇的。儿童不可能说："我的父母有问题，这对我产生了影响。"儿童只能得出这样的结论：生活是令人焦虑的，世界是不安全的。

为了尝试理解亲子环境，儿童会用三种基本的方式来解释他们的经历。

（1）儿童会直观地解释他们与父母之间感觉和情感的联结，以此作为对生活的总体感受。

生活是可预测的、滋养人的，还是不确定的、令人痛苦的、危险的？这种最基本的感知会影响儿童信任感的形成。

（2）儿童把父母的特定行为内化为对自我的陈述。

由于儿童几乎不能客观地体验或者感知父母的内在现实，所以父母的抑郁、愤怒或者焦虑会被解释为关于儿童的事实陈述。儿童会因此得出结论："别人怎么看我，怎么对待我，我就是什么样子。"（一个 37 岁的男子问他快要过世的父亲："为什么我们从来都没亲密过？"父亲激动地说："你还记得你 10 岁时把玩具掉在了马桶里，我费了好大劲才把它弄出来吗？"接着还说了一大堆类似的琐事。儿子走出医院的时候，感到无比自由。他一直认为自己不配得到父亲的爱；而父亲通过揭露他的盲目，让他获得了新的自我形象。）

（3）儿童目睹了成年人与生活抗争的行为，不仅会内化这些行为，而且会内化他们关于自我和世界的态度。

儿童会由此得出一个关于如何与世界相处的宽泛结论。（一个女孩的母亲常年焦虑，女孩耳濡目染，直到去上大学时，她才开始质疑母亲的阴郁和悲观。大一时，她以为其他同学对世界的糟糕一无所知。到了大二，她开始怀疑自己受困于母亲的焦虑，直到这时，她才开始以更轻松的心态看待自己和世界。）

根据特定父母回应特定问题的有限经验，个体形成了关于自我和世界的认知。这种经验被一种魔法思维过度个人化了，即"所有这些都是为我安排的，都是关于我的"；由此得出的结论也过于笼统，因为人们只能根据已知的事情来评估未知。基于这样一个偏颇的开端——狭隘而充满偏见，个体开始了一系列的感知、行为和反应，带着一种片面的眼光步入生活。

这种有缺陷的自我感知的特征，以及早期形成人格的策略，根据童年经历的性质而有所不同。个体会从各种受伤的遗弃感或被压垮的感觉逐渐发展出一种无意识的、反射性的反应。[1]

当一个孩子被压垮时，他会体验到"他者"（the Other）的巨大力量越过脆弱的边界袭来。由于缺乏选择其他生存环境的能力，甚至缺乏客观地看待问题的能力，也缺少与他人进行经验对比的依据，因此，儿童会做出防御性的反应，对环境变得极其敏感，并"选择"以被动、依赖或强迫来保护脆弱的精神领地。儿童学会了千变万化的适应方式，因为对于一个相对无能的自我来说，生活被视为具有先天的压倒性。例如，一个成年男性，由于母亲不断要求他超越父亲，他成了一个"成功者"，成了一名技术高超的专业人士，但同时也养成了挥霍无度的习惯，而这导致他的经济生活和情感生活最终破产。他的成年生活，看起来是一个理性、自由之人的选择，实际上却是对"他人"压力的被迫服从，并伴随一种无意识的反叛，这种反叛把寻求失败作为一种消极的抗议。

1　在这里，我们谈论的是可能导致早期自我感知危机的经历。谢天谢地，这并不是全部。通常也会有一些条件性的快乐，例如，人们在起床时相信会有早餐供应，或者这一天会提供广阔生活的可能性。

面对遗弃，也就是不充分的养育，儿童可能会"选择"依赖别人，或者终生沉迷于寻找更积极的"他者"。例如，一个在童年时期被忽视的女人，后来不懈地追求一个又一个爱人，但总是在幻灭和挫折中结束一段恋爱关系。一部分原因是她的情感需求把男人都吓跑了，另一部分原因是她无意识地选择了情感疏离的男人。她的父亲在情感上对她付出甚少，以至于她反射性地形成了一种自我毁灭的观念，认为自己"不会被给予，这是她应得的"，同时却又孤注一掷地希望下一个男人能弥补她内心的亲子创伤。

这些创伤，以及内在小孩所采取的各种无意识反应，成为成年人格的重要决定因素。儿童无法形成自由表达的人格；相反，童年经历塑造了他在这个世界上的角色。因此，由于童年的创伤，成年人格与其说是一系列的选择，不如说是对早期经历和生活创伤的反射性反应。

个人情结

荣格心理学认为，这种反射性的、充满情绪的反应与个人情结的性质有关。情结本身是中性的，尽管它携带着一种与经验的、内化的形象有关的情感。早期经验的强度越大，或者重复的时间越长，这种情结在我们生活中的影响就越大。情结是不可避免的，因为每个人都有自己的成长史。问题不在于我们有情结，而在于情结占有了我们。某些情结在保护人类机体方面很有用，但有些情结会干扰我们的选择，甚至可能主宰我们的生活。

情结或多或少总是无意识的，它们充满能量并自主运行。尽管它们通常由当前的事件所激活，但内在运作机制是相似的，好像在说："这以前什么时候发生过？"当前的刺激可能与过去发生的事情只有一点相似，但如果是在情感上相似，那么之前引发的反应就会被触发。很少有人在性、金钱和权力等问题上没有情绪反应，因为它们通常与早期的重要经历有关。

在所有情结中，最具影响力的是那些内化的养育经验，我们称之为母亲情结和父亲情结。父母通常是我们遇到的两个最重要的人。他们给了我们血肉之躯，是我们出发的港湾。我们耳濡目染了他们对待我们的方式，以及他们的生活策略。例如，海明威所塑造的一系列硬汉形象，实际上是那个来自伊利诺伊州橡树园的小孩的过度补偿，因为母亲让他对女人心生恐惧——她想要他变成一个女孩，甚至在他成年后，对他在情感上仍横加干涉。卡夫卡则被他强大的父亲所控制，以至于他认为世界本身就是强大、疏离和冷漠的。这并不是说这些人和其他人的创造算不上伟大的艺术，他们当然创造了伟大的艺术，但他们创造的形式和个人动机是为了克服、补偿——如果有可能的话——超越原初的父母情结。

因此，我们都带着过去经历的痕迹无意识地生活。即使是在幼儿时期，我们固有的天性和社会化的自我之间就已出现会不断加深的裂痕。两个世纪前，华兹华斯（Wordsworth）在《不朽颂》（*Ode on Intimations of Immortality*）中写道：

> 在我们幼年，天堂触手可及！
> 但囚牢的阴影逐渐笼罩
> 成长中的男孩……
> 最终，成年人目睹天堂的消逝，
> 消失在平凡的日子里。[1]

在华兹华斯看来，社会化就是一个与人们先天的自我感逐渐疏远的过程。在尤金·奥尼尔（Eugene O'Neill）的戏剧《长夜漫漫路迢迢》（*Long Day's Journey Into Night*）中，一位母亲更是悲惨地描述了这一情况：

> 我们对生活中发生的事情无能为力。它们在你有所意识
> 之前就已经结束。一旦它们结束，就会推动你做其他事情，
> 直到最后，所有事情都横亘于你自己和你想成为的人之间，
> 你便永远失去了真实的自我。[2]

1　欧内斯特·伯恩鲍姆（Ernest Bernbaum）主编，《浪漫主义诗集》（*Anthology of Romanticism*），第 232 页。
2　尤金·奥尼尔，《戏剧全集》（*Complete Plays*），第 212 页。

　　大约2500年前，古希腊人就意识到了这种分裂。他们创作的悲剧人物并不邪恶，尽管他们有时可能会做坏事；实际上他们是被自己不了解的东西所束缚。hamartia这个词（有时被翻译成"悲剧性缺陷"，但我更喜欢译作"片面的视野"）代表了他们做选择的视角。在无意识力量和反射性反应的累积过程中，人们做出选择，后果随之而来。这些残酷的戏剧所表达的生命悲剧感表明，我们所有人——个人戏剧中的主角——都可能过着悲剧性的生活。我们可能会被自己不了解的东西所驱使。希腊悲剧的解放性力量在于，英雄通过苦难获得了智慧，也就是说，内在真实（性格）和外在真实（神灵或命运）之间的关系得到修正。只有当我们没有意识到自主情结的作用，以及我们的本性与现实选择之间的裂痕日益加深，我们的生活才会沦为悲剧。

　　大多数中年危机都是由这种分裂的痛苦所引发的。内在的自我感和后天的人格之间的差距变得巨大，以至于产生的痛苦无法再被抑制或补偿。心理学家称这种情况为"代偿失调"（decompensation）。一个人继续使用旧的态度和策略行事，但它们已不再有效。事实上，中年痛苦的症状是值得欢迎的，因为它们不仅代表着深藏于后天人格背后的本能自我，而且代表了迎接新生的强烈要求。

　　中年之路的出现，发生在后天人格和自性[1]要求之间的可怕冲突中。经历这种情况的人通常会惊慌失措地说："我都快不知道自己是谁了。"实际上，过去的人格将被未来的人格所取代。过去的人格必须死亡，难怪会有如此巨大的焦虑。个体在心理层面被召唤，泯灭旧我以迎接新生。

　　这种死亡和重生本身并不是终点，而是一条通道。要想更多地实现自己的潜能，获得成熟的活力和智慧，就必须穿过这条通道。因此，中年之路代表了一种内在的召唤，召唤我们从临时的人格走向真正的成年，从虚假的自我走向真实的自我。

1　自性（the Self），对个体终生的发展过程起协调作用的精神核心；自性的目标是整体性，是在个体的生活环境中追求人类存在的蓝图的完全实现。参见安东尼·史蒂文斯著，《简析荣格》，杨韶刚译，外语教学与研究出版社 2007 年版，第 237 页。——译者注

第二章

CHAPTER 2

中年之路的出现

中年之路是一个现代概念。在 20 世纪人类寿命突然延长之前，用托马斯·霍布斯的话来说，生命是"肮脏、野蛮和短暂的"[1]。医疗保健系统的变革，使 20 世纪初的平均预期寿命达到了 40 岁。只要去早期美国的墓地随便走走，就能看到一排排孩童的坟墓，他们死于鼠疫、疟疾、白喉、百日咳、天花和斑疹伤寒等，而现代儿童通过接种疫苗避免了这些疾病。（我记得我所在的那个大约 10 万人口的城市，曾因为小儿麻痹症暴发而停摆，只能进行基本交易，无法逛公园、看电影和游泳。）

也许除了寿命的限制，那些活得更久的人还会受到社会体制的巨大影响，比如教会、家庭和社会习俗。（小时候，就有许多离婚的人用同样的语气对我说，"我好像成了一个杀人犯"。）性别定义太过清晰甚至绝对，这同时伤害了男人和女人。家庭和民族传统给我们提供了根基感或社群感，但同时也会滋生近亲繁殖和阻碍独立。女孩被期望嫁人，相夫教子，成为维系和传播价值体系的中心。男孩被期望长大，接替父亲的角色，成家立业，同时支持和拥护价值观的延续。

许多传统价值观在过去甚至现在都值得称赞。但是，考虑到这些体制对人们的殷切期望，沉重的精神暴力也会同时存在。我们不

1　托马斯·霍布斯（Thomas Hobbes），《选集》（*Selections*），第 106 页。

应该在不了解双方灵魂的情况下，自动地为 50 年的婚姻历程喝彩。也许他们害怕改变，害怕诚实和受苦。那些满足了父母期望的孩子，可能在成长过程中失去了自己的灵魂。长寿和价值观的复制带来的并非全是好处。

在当今时代之前，人们很少被告知要自我实现，也不知道自我作为神秘且独特的存在，其价值观可能不同于亲朋好友。即使是现在，也有人认为这是一种相当异端的观念。但现代精神的最大特点是，心理力量已经从传统组织向个人急剧转移。现代世界的意义已经从王权和宗教转移至个人身上，这比任何一个变化都重要。大一统的意识形态逐渐失去了精神能量，并让现代人处于孤立的状态。正如马修·阿诺德（Matthew Arnold）在一个多世纪前所观察到的，我们徘徊在"两个世界之间，一个已经死亡，另一个无力重生"。[1]

不管是好是坏，精神引力已经从社会体制转向了个人选择。如今中年之路的存在，不仅因为人们活得够长，还因为在当代社会，大多数人都接受了个人对自己生活的主宰。

内在压力与预警

如前所述，中年之路以一种自下而上的内在压力作为开端。就

1　马修·阿诺德，《马修·阿诺德诗歌与批评》（*Poetry and Criticism of Matthew Arnold*），第 187 页。

像地壳板块移动，相互摩擦、累积压力，然后爆发地震一样，人格层面的板块也会发生碰撞。此时，个体获得的自我感，连同其内置的观念和情结以及对内在小孩的保护，开始与寻求实现的自性之间发生摩擦。

这些波动可能会被防御性的自我意识所消除，但压力却在不断累积。通常，在人们意识到危机之前，各种迹象和症状就已经出现了——抑郁、酗酒、吸食大麻，以促进性爱、出轨、反复跳槽，所有这些都是为了否认、忽视或摆脱内在的压力。从治疗的角度来看，这些症状是值得欢迎的，因为它们不仅是指向伤口的箭头，还显示出一个健康的、自我调节的心灵在运作。

荣格观察到，神经症"最终必须被理解为灵魂尚未发现其意义的痛苦"。[1]这并不意味着可以实现没有痛苦的生活，而是说痛苦已经降临到我们身上，我们必须找到它的意义。

第二次世界大战期间，德国神学家迪特里希·朋霍费尔（Dietrich Bonhoeffer）因反对希特勒而殉道。他从弗伦斯堡集中营偷偷带出了一些信件和文章。在其中一篇文章中，他苦苦思索一个显要的问题：上帝是否以某种方式造就了集中营及其可怕的生存环境？他意识到自己无法回答这个问题，但他明智地得出结论：他的

---

1 荣格，《心理治疗师或神职人员》（"Psychotherapists or the Clergy"），《心理学和宗教：西方和东方》（*Psychology and Religion: West and East*），《荣格全集》第11卷，第497段。

任务在于面对并穿越恐惧，找到上帝在这种情境下的旨意。[1]

因此，有人可能会说，在承受内心压力的过程中，我们可能无法发现生命的终极意义。但是，我们必须找到内心冲突的意义，找到中年之路上必然的人格碰撞的意义。在这种命中注定的碰撞中，在这种置之死地而后生的经历中，新的生命诞生了。我们被邀请重获自己的生命，更加清醒地生活，并从痛苦中获得意义。

当我们在意识层面受到剧烈冲击时，就会在中年之路上觉醒。我看到许多人在遭遇重大疾病或丧偶时，开启了中年之路的旅程。但也有人即使到了五六十岁，仍然保持着浑浑噩噩的状态，被个人情结或集体价值观所支配，以至于中年之路的问题被挡在了门外。（下一章将给出具体例子。）

中年之路与其说是一个时间事件，不如说是一种心理体验。希腊语中代表"时间"的两个词——chronos 和 kairos——体现了两者之间的差别。chronos 是指连续的线性时间，kairos 则是指深度上的时间。例如，对于美国人而言，1776 年不只是岁月长河中普通的一年，它还决定了美国在以后每一年的发展。当我们不得不把生命看作超越线性的岁月时，中年之路就出现了。一个人处于无意识状态的时间越长（这在我们的文化中很容易做到），他就越有可能把生命看作一连串的时刻，通向某个模糊终点，其意义将在最后变得

1　迪特里希·朋霍费尔，《狱中书简》（*Letters and Papers from Prison*），第 210 页。

清晰。当一个人在意识层面受到冲击，垂直维度与生命的水平维度相交时，人生将以一种深度的视角被呈现："我是谁？我将何去何从？"

当我们不得不重新询问关于意义的问题时，中年之路便被开启了；这个问题曾经萦绕在孩子的脑海里，但逐渐被岁月抹平了。当我们踏上中年之路时，会被要求面对以前遮掩的那些问题。身份认同的问题再次袭来，人们再也无法逃避责任。这个时候，我们就会问："除了我的过往以及我所扮演的角色，我究竟是谁？"

由于把生命历程视为一种自动延续的存在，所以我们很容易被过去所定义和支配。我们已经习惯于制度化的角色，例如配偶、父母、工薪阶层，所以我们将自己的身份投射到这些角色上。由此，詹姆斯·艾吉（James Agee）在他的自传体小说开头写道："我们现在谈的是田纳西州诺克斯维尔的夏夜，当我住在那里时，成功地把自己伪装成一个孩子。"[1]

所有的宏大问题都由曾经是孩子的我们提出，当时我们静静地观察这些大人，或者深夜躺在床上，觉得活着既有点害怕又有点兴奋。但学校教育、父母教育和文化适应过程的权重逐渐磨灭了孩子的敬畏感，取而代之的是千篇一律的期望和文化规则。在序言结尾，艾吉回忆了他被大人抱上床睡觉的情景："（他们）把我当作家

1　詹姆斯·艾吉，《失亲记》（*A Death in the Family*），第 11 页。

里一个至亲至爱的人，但是（他们）不会，现在不会，永远也不会告诉我，我是谁。"[1]

这些宏大问题给我们的生活带来了价值和尊严。如果我们忘记了它们，就会受限于社会环境，落入平庸，最后陷入绝望。如果我们"有幸"承受了足够多的痛苦，就会进入一种"勉强的"意识状态，那些问题将再次回到脑海。如果我们足够勇敢，足够关心自己的生活，就可能会穿越痛苦，找回属于自己的生活。

虽然有些人通过灾难性的事件才会经历这场命中注定的相遇，但他们实际上很早就收到了预警。脚下的地面轻微地颤动，一开始很容易被忽视。地震预警是内在压力的先兆，在我们完全意识到它们之前就一直存在。

我认识一个人，在他 28 岁的时候，已经实现了他所想要的一切：获得了博士学位、组建了家庭、出版了自己的书、拥有很好的教职。多年后他意识到，第一次波动的征兆是他感到无聊和乏力。他做了大多数人所做的事，大同小异。在接下来的十年里，他写了更多的文章，生了更多的孩子，在更好的岗位上教书。所有这些活动都可以被合理化，因为它们在表面上是富有成效的，代表了典型的职业阶梯，我们很容易将自己的身份投射到这个阶梯上。当他 37 岁时，不断累积的深层抑郁爆发，他经历了近乎彻底的衰弱和意义

---

1 詹姆斯·艾吉，《失亲记》，第 15 页。

丧失。他辞掉了工作，离开了家庭，在另一个城市开了一家维多利亚时代的冰淇淋店。他是否过度补偿了之前的生活？他是否压制了中年之路召唤他回答的那些有益的问题？或者他靠误打误撞找到了度过下半生的最佳方式？也许只有时间能证明一切，只有他自己能给出答案。

这种波动通常在近30岁时就会出现，但在那时很容易就被人们忽视。生活被琐事填满，前路向我们招手，一切变化太快，投入更多的精力总是很容易，于是我们忽略了这些征兆。一个人必须得绕着一个轨道走好几圈，才能知道它是圆形还是椭圆形。只有当一个人不止一次经历某种模式时，才会觉察到模式的存在，以及它的代价和副作用。回溯往事时，我们常常对这些错误、天真和投射感到懊恼，甚至是羞耻。但这就是我们的第一个成年期：充满疏忽大意、羞怯、压抑和错误的假设，而且总是受到童年经历的影响。如果一个人没有大步前进、犯下错误甚至碰壁，那么他可能会一直是个孩子。从后半生的角度来回顾生活，我们需要理解和原谅不可避免的无意识罪过；但如果在后半生还不够清醒，那就是犯了不可饶恕的罪过。

中年之路的召唤有着明显的特征和体验（详见下文）。它们自主地发生，独立于自我意志之外。它们日复一日地悄然生长，惊扰了内在小孩的睡眠，而后者把确定和安全凌驾于一切之上。但中年之路代表了生命不可避免地走向未知的实现，这是一个服从于天性及其神秘的目的论[1]的过程，几乎不关心神经紧张的自我的想法。

一种新的思维方式

　　如前所述，童年的特点是魔法思维。儿童的自我还没经过战斗考验，还没有明确的边界。客观的外部世界和内心的愿望世界常常混淆不清。愿望当然可以实现，只是多少的问题。它们代表了儿童相信自己是世界中心的自我陶醉。这样的思维是膨胀的和妄想的，但在儿童身上却是完全健康和美妙的。"我会身穿白纱嫁给王子。""我会成为宇航员。""我会成为著名的摇滚明星。"（试着回忆你童年时的魔法愿望，并思考生活对它们的影响。）最重要的是，儿童的魔法思维认为："我是不朽的。我不仅会变得富有、受人敬仰，而且会远离衰老和死亡。"这种思维会持续到十岁左右，但强烈程度不如从前。当其他孩子都不以为然的时候，个人优越感和特殊性的幻觉就会受到沉重打击。（我还是个孩子的时候，我想我可能会取代乔·迪马吉奥，成为纽约洋基队的中外野球员。唉，谁知神灵却把必要的技能给了米奇·曼托。[2]）

1　目的论（teleology）是荣格用来解释心理事实的基本原则和方法。在荣格看来，心灵是有其目的和追求的，朝着个体化的方向努力。——译者注
2　乔·迪马吉奥（Joe Dimaggio, 1914—1999）和米奇·曼托（Mickey Mantle, 1931—1995）均为美国棒球界的传奇人物。——译者注

经过青春期的痛苦和困惑，儿童的魔法思维被磨平了些许棱角。然而，未经考验的自我依然存在，并表现出人们现在所谓的英雄思维，其特点是更强的现实主义，但仍然充满相当大的期望，把辉煌成就的幻想投射于未来。人们可能会看到父母婚姻的残局，并得出结论："我比他们懂得更多，会做出更明智的选择。"人们可能仍然期望成为首席执行官，写出伟大的小说，成为了不起的父母。

英雄思维是有用的，因为如果我们害怕考验或感到失望，谁还会踏上成年的旅途？我还没有被邀请在毕业典礼上演讲，但如果有人邀请我，尽管这种演讲通常令人讨厌，我仍不忍心说出真相。谁能忍心对殷切且充满希望的面孔说："几年后，你可能会讨厌自己的工作，你的婚姻会陷入泥潭，你的孩子会让你心烦意乱，你可能会经历非常多的痛苦和人生困惑，乃至你想要为此写一本书。"谁能对那些天真的、准备前往梦想星球的人这样做呢？即使他们将会像自己的父辈一样，在令人困惑和布满荆棘的路上蹒跚而行。

英雄思维，连同它的希望和投射，几乎没有被世界的运作方式所影响。这种思维帮助年轻人离开家庭、投入生活，他们必须如此行动。在法国大革命开始时，年轻的华兹华斯横穿英吉利海峡，激情地写道："年轻和远方就是天堂。"[1] 而几年之后，他将痛恨拿破仑

1　华兹华斯（Wordsworth），《序章》（"The Prelude"），《华兹华斯诗集》（*Poetical Works of Wordsworth*），第 570 页。

政权窃取了革命的成果。饱经战火的 T. E. 劳伦斯 [1] 则看到他荒漠般的希望被和平会议上的老人们出卖。尽管如此，年轻人还是出发了，就像命中注定那样，跌倒再爬起来，磕磕绊绊地走向与未来的约定。

当童年的魔法思维和青春期的英雄思维，与一个人所经历的生活格格不入时，他就踏上了中年之路。那些 35 岁以上的人遭遇了大量的失望和心痛，其程度甚至超过了青春期的暗恋破灭。任何一个中年人都见证了投射、希望和期待的坍塌，并体验到天赋、智力以及勇气本身的限制。

因此，中年之路的思维特征，可以通俗地被称为现实主义。现实思维给了我们洞察力。希腊悲剧表明，主人公最后可能会更加富有，但却会走向毁灭，因为他或她回到了与诸神的正常关系中。莎士比亚笔下的李尔王并非一个坏人；他是一个傻瓜，因为他不知道爱为何物。他对奉承的需求蒙蔽了他；他得到了荣华富贵，但付出了肉体和精神上的代价。

因此，生活召唤我们从一个不同的角度来看待问题，解决年轻时的狂妄和膨胀，并教导我们区分希望、知识和智慧。希望通常基于可能发生的事情；知识是有价值的经验之谈；而智慧总是使人

1　T. E. 劳伦斯（T. E. Lawrence, 1888—1935），也称"阿拉伯的劳伦斯"，因在 1916 年至 1918 年的阿拉伯大起义中作为英国联络官的角色而出名。——译者注

谦卑，永不膨胀。例如，苏格拉底的智慧就是他知道自己一无所知（但他的"一无所知"远胜过古往今来智者或学者的"确信"）。

中年的现实思维有其必要的目标，那就是恢复平衡，使人与宇宙之间重新建立谦卑而有尊严的关系。我有一个朋友曾经说过，他知道自己的中年之路是何时开启的。它就像一个想法，脑子里的一句话，其中的道理不言而喻。这个想法就是："我的生活永远不会完整（无缺），只有各个部分。"他的心灵在向自己宣布，年轻时膨胀的期望是实现不了的。有人可能觉得这样的认识是一种失败，但有人却会被触动并提出下一个问题："那么，我需要做些什么呢？"

身份变化

如果有机会度过完整的一生，人们会经历一系列不同的身份。通过稳定的生活来应对存在性焦虑，这是自我（the ego）的自然计划。但是，生命的本质显然会预设并要求改变。大约每七到十年，一个人的身体、社会和心理层面就会发生重大的变化。例如，回想一下你在 14 岁、21 岁、28 岁和 35 岁时的不同状态。虽然每个人都沿着各自的生命轨迹前行，但我们确实会经历一些共同阶段。我们可以对这些周期进行概括，并为每个阶段确定一个社会和心理层面的议程。尽管自我傲慢地认为它掌管着生命，其愿景将持续多年不变，但显然有一个自主的过程，一个不可避免的辩证过程，它将带来反复的死亡与重生。承认变化的必然性并与之相伴，是一种美妙且必要的智慧，只是自我有时会拼命保全已完成的东西。[1]

一些年前，盖尔·希伊（Gail Sheehy）的《过渡》（*Passages*）一书很受欢迎，这证明了周期性变化这一主题的重要性。然而，正如米尔恰·伊利亚德、约瑟夫·坎贝尔[2]以及其他社会学家或人类学家所指出的，现代文化已经遗失了神话的地图，而这一地图有助于我们在更大的背景中定位自己。如果没有神灵的部落愿景，没有共享的精神网络，现代人就会在没有指导、没有榜样和没有援助的情况下，漂流到各个人生阶段。因此，中年之路——它呼唤死后重生——往往是在恐惧和孤立中经历的，因为没有过渡仪式（rites of passage），也没有来自同样漂泊不定的同龄人的帮助。

除了人生的许多次要阶段（每一阶段都要求某种形式的"死亡"）之外，人生可以分为四个较大的阶段，分别界定了四种不同的身份。

第一个阶段即童年，最主要的特征是自我依赖于父母的现实

1　无意识会不断地承认阻抗并呼吁改变，例如在以下这些梦境中：房子被淹或损坏，汽车失窃或抛锚，或者装有身份证的钱包被偷或丢失。这些梦境表明，旧的自我状态正变得无法胜任。

2　米尔恰·伊利亚德（Mircea Eliade，1907—1986），西方著名宗教史家，代表作有《萨满教：古老的入迷术》《神圣的存在：比较宗教的范型》等；约瑟夫·坎贝尔（Joseph Campbell，1904—1987），美国比较神话学作家，代表作有《千面英雄》《神话的力量》等。——译者注

世界。身体上的依赖显而易见，但精神上的依赖，即孩子对家庭的认同，甚至更为重要。在古代文化中，成年随着青春期的到来而开启。无论各部落在地理上、文化上和意识形态上有多么不同，它们都演化出了有意义的过渡仪式，使成员从童年的依赖走向成年的独立。

尽管进入成年的方式各不相同，但传统的过渡仪式通常包括六个阶段。简单来说，它们是：（1）与父母分离，通常经过仪式性的绑架[1]来实现；（2）"死亡"，童年的依赖性被"杀死"；（3）重生，无论是否成熟，个体会被赋予新的生命；（4）教导，告诉这个"新人"关于部落的原始神话，给予他精神上的定位，告诉他这个部落的特权和责任，以及有关狩猎、育儿等知识——这些是成年生活所必需的；（5）磨难，最常见的是进一步分离，以便"新人"了解到自己有一种内在的力量来应对外界的任务；（6）回归，一个人带着扮演成熟角色所需要的知识、神话基础和内在力量，重新进入这个社群。通常情况下，"新人"甚至会被赋予一个新的名字，以适应这种彻底的转变。

成年仪式希望实现的是：与父母分离；传递部落的神圣历史，以提供精神根基；为成年生活的责任做准备。在现在的文化中，显

1　例如，在午夜，部落里的一些先辈装扮成神或恶魔，把年轻人从他的床上抓走。参见米尔恰·伊利亚德，《仪式与成年象征》（*Rites and Symbols of Initiation*）。——译者注

然缺少进入成年的有意义的过渡仪式，因此许多年轻人延伸了他们的依赖性。我们的文化如今如此多样化，无论如何已经失去了它的神话根基，只能传递 20 世纪对物质主义、享乐主义和自恋的信仰，外加一些计算机技能，而这一切都无法提供救赎，无法提供与大地及其伟大律动的联系，也无法为我们的旅程提供深度和意义。

第二个阶段开始于青春期。但是，没有传统的过渡仪式，年轻人会面临精神上的困惑和自我的不稳定。新生的自我具有很大的可塑性，容易受到同龄人和流行文化的影响，而这两者皆由其他困惑的青少年组成。（在北美，许多治疗师认为，青春期大致从 12 岁延伸到 28 岁。在当了 26 年的教授后，我得出结论：大学的主要文化作用是充当一个容器，让年轻人充分巩固自我，以便更实质性地摆脱对父母的依赖。事实上，他们对父母的爱和厌恶大部分都转移给了他们的母校。）

所以，第二个阶段的主要任务是巩固自我，年轻人由此获得足够的力量离开父母，走向更广阔的世界，为生存和实现欲望而奋斗。这个人必须对世界说："雇用我！嫁给我！相信我！"然后证明自己的价值。有时，一个人到了中年，仍然没有迈出决定性的一步，摆脱依赖，走向世界。有人可能仍然和父母住在一起，有人可能缺乏必要的个人力量和自我价值来建立一段关系，还有人可能没有足够的力量和决心来完成工作任务。对于这些人来说，他们的身体可能在线性时间上到达了中年，但他们在深度时间上仍然处于童年。

　　我大致上把 12 岁到 40 岁这段时间称为第一个成年期。年轻人在内心深处知道他缺乏明确的自我感，只能试着像其他大人那样行事。一个人觉得言行举止像父母一样，或者反其道而行之，他就会成为一个成年人，这是一种可理解的错觉。如果一个人有了工作，结了婚，为人父母并成为纳税人，他会认为成年是自然而然的。事实上，发生的情况是，童年期的依赖性部分隐匿起来，被投射到成年期的角色上。这些角色就像一条条平行隧道。从青春期的困惑中走出来，人们假设这些角色会确认自己的身份，提供满足感，并消除对未知的恐惧。第一个成年期，虽然事实上可能贯穿一个人的一生，但却是一个临时性的存在，缺乏深度和独特性，难以使这个人成为真正的个体。

　　这些角色的隧道长短不一。只要被投射的身份以及对它们的依赖仍然有效，这些隧道就会延续下去。一个 30 岁的人，工作小有成就，成了家，正打算要第二个孩子，你几乎不可能告诉这个人，说他仍然处于延长的童年期。父母情结和社会角色的权威，足够吸引一个探索现实世界的人的投射。如前所述，自性——每个人内心召唤回归自身的神秘过程——经常通过症状来表达自己，如精力减退、抑郁、突然发怒或过度消费，但投射的力量如此之大，以至于人们可能将旅程中更大的问题束之高阁。这是多么可怕啊，当投射消失后，这个人再也无法避免自性的暴动。然后，人们必须承认自己无能为力，失去了控制。实际上，自我从来就不在控制之中，而是被父母和集体情结的能量所驱动，被投射的力量所支撑——这些投射指向文化为即将成年的人提供的角色。只要这些角色具有规范的力量，只要这些投射起作用，个体就成功阻止了与内在自性的约定。

第三个阶段即第二个成年期，是在一个人的投射消解后启动的。背叛感、期望落空、空虚感和丧失意义，伴随着投射的消解而出现，形成了中年危机。然而，正是在这个危机中，一个人有机会成为一个独立的个体，超越父母、父母情结和文化制约的决定论。可悲的是，心灵的退行力量，以及对权威的依赖，往往使一个人受制于这些情结，从而冻结了发展。在分析老年人时——他们每个人都必须面对丧失和预期的死亡——显然会遇到两种情况。对有些人来说，余下的生命仍然是一个挑战，仍然值得好好奋斗；而对另一些人来说，生命充满了苦涩、遗憾和恐惧。前者无一例外都经历了一些早先的挣扎，体验到了第一个成年期的"死亡"，并接受了对自己生活的更大责任，他们在最后几年里更有意识、更清醒地活着。那些避免了第一次"死亡"的人则为第二次死亡所困扰，害怕自己的生活没有意义。

第二个成年期的特征将在后面的章节中更充分地讨论。但这里需要注意的是，只有当临时身份被抛弃、虚假的自我死亡，第二个成年期才可能开启。这种丧失带来的痛苦可能会被后来的新生活所补偿，但身处中年之路的人们，可能只会感觉到死亡。

第四个阶段，即走向死亡，包括学习面对死亡的神秘，这也将在后文中进行讨论。不过在第二个成年期，接受死亡的现实是必不可少的。

第一个成年期"死亡"带来的好消息是，人们可以重新开始自己的生活，还有第二次机会，可以重获遗留在童年纯真时刻的东西。在与"死亡"的交锋中，我们了解到，个人的选择至关重要，我们的尊严和深度恰恰来自海德格尔所说的"向死而生"。[1]海德格尔对我们本体论处境的定义并非病态，而是承认了天性的目的论过程，承认了生与死的辩证。

另一种看待这些身份变化的方法，是对它们的不同轴心（axes）进行分类。在第一个身份中，也就是童年，运作的轴心是亲子关系。在第一个成年期，轴心位于自我和世界之间。自我，即一个人的意识存在，努力将自身投射到现实世界，并在现实世界中创造一片天地。童年期的依赖已被驱赶到无意识中，或者投射到各种角色上，个体的主要任务是适应外部世界。在第二个成年期，即中年之

1　海德格尔（Heidegger），《存在与时间》（*Being and Time*），第 97 页。

路的途中以及之后，轴心连接着自我和自性。自我想当然地认为它无所不知，并操纵着一切。当它的"霸权"被推翻之后，转而谦卑的自我便开始与自性对话。自性或许可以被定义为有机体的目的论过程。这是一个我们永远都无法理解的奥秘，但它的展开会提供一幅壮阔的景象，超出我们短暂一生通常所能体现的。

第四个轴心是自性—上帝，或者说自性—宇宙。这个轴心被宇宙的奥秘包围，它超越了个人所能体现的神秘。如果我们与宇宙剧本没有某种关系，就会被限制在短暂、肤浅和乏味的生活中。由于大多数人所继承的文化几乎都没有提供神话地图，将自我安置在一个更大的背景中，因此，个人就更有必要扩大自己的视野。

这些移动的轴心勾勒出了灵魂的巨变。当我们不由自主地从一个轴心跳至另一个轴心时，就会产生困惑，甚至恐惧。但人性的本质，似乎迫使每个人在这出伟大的戏剧中，走向越来越宏大的角色。

撤回投射

投射是心灵的一个基本机制，指内心无意识的东西会被投射给外界事物。（projection 这个词来自拉丁文 pro+jacere，意思是"扔到面前"。）荣格曾写道："投射的一般心理成因总是被激活的无意识在寻求表达。"[1]

　　在其他地方，他说道："投射绝不是人为的；它发生了，它就在那里。在我身外的黑暗之中，我发现了一种内部的或心理的生活，那是属于我的生活，但我没有认出它来。"[2]

　　面对可怕的外部世界和未知的内心世界，我们自然倾向于将焦虑及其解决全部投射到父母身上，相信他们是无所不知、无所不能的。当我们不得不离开父母时，往往将知识和力量投射给公共体制、权威人物和各种社会角色。我们认为，像大人们一样行事就能成为大人。刚步入成年期的年轻人不可能知道，大人有时不过是拥有高大身躯和重要角色的孩子。他们当中一些人甚至相信自己就是这些角色本身。那些不那么膨胀的人更能意识到自己的不确定性，而那些身处或走过中年之路的人正在经历投射的消解。

　　在许多可能的投射中，最常见的是那些对婚姻、教养和职业等公共体制的投射。关于投射在婚姻中的作用，后文会有更多讨论，但也许没有哪种社会结构像婚姻一样，承担了如此多无意识的包袱。在婚礼圣坛上，很少有人意识到自己的期望有多么巨大。没有人会大声说出那些巨大的期望："我希望你让我的生活有意义。""我希望你永远在我身边。""我希望你能读懂我的心思，预

1　荣格，《象征的生活》（*The Symbolic Life*），《荣格全集》第18卷，第352段。
2　荣格，《心理学与炼金术》（*Psychology and Alchemy*），《荣格全集》第12卷，第346段。

知我所有的需要。""我希望你能包扎我的伤口，填补我生命中的缺憾。""我希望你能让我成为一个完整的人，治愈我受伤的灵魂。"就像在毕业典礼演讲中不能说出那些真相一样，这些隐藏的议程也不能在婚礼圣坛上说出来。如果人们承认了这些要求，必然会因为它们不可能实现而感到尴尬。大多数婚姻在这种期望的重压下破裂，而那些坚持下去的婚姻往往伤痕累累。爱情以距离、想象和投射为食，婚姻则以邻近、在场和共通为饮。

　　罗伯特·约翰逊在《他》这本书中指出，大多数现代人不再熟悉古老的神话系统，把灵魂的需要转移到了浪漫爱情上。[1]事实上，我们每个人从童年起就携带着心爱之人的形象，并投射到一个能够接受这些无意识材料的人身上。正如波斯诗人鲁米（Rumi）写道：

> 从第一次听说爱情故事起，
>
> 我便开始寻找你，
>
> 不知这有多盲目。
>
> 爱人不是最终在某处相遇，
>
> 而是一直存在彼此心里。[2]

　　每天和另一个人生活在一起会自动消磨掉投射。我们将灵魂

1　罗伯特·约翰逊（Robert Johnson），《他》（*He*），第82—83页。

2　参见萨姆·基恩（Sam Keen）和安妮·瓦利－福克斯（Anne Valley-Fox），《你的神秘之旅》（*Your Mythic Journey*），第26页。

交付给这个人，在亲密关系中向这个人敞开心扉，最后却发现他和我们一样，只是一个凡人，会害怕，会有需求，也会投射出沉重的期望。任何一种亲密关系都承载着巨大的负担，因为它们最可能映射了那个"亲密他人"，也就是曾经的父母。我们并不希望自己的伴侣如同父母，毕竟，我们花了那么多精力远离父母。但是，当心爱之人变成那个"亲密他人"，同样的需求和动力被投射到他身上，我们根本无从意识。因此，人们最终会选择与父母非常相似或不同的人，也就不足为奇了，原因就是父母情结一直在影响着他们。当人们手持《圣经》宣布结婚需要离开父母时，[1]这比他们想象的要困难得多。因此，一个人对"亲密他人"的滋养、赋权和疗愈的投射，只能部分撤回。无声的希望与平凡的现实之间的鸿沟，给中年之路带来了相当大的痛苦。

　　另一个受到强烈投射的角色是父母身份。大多数人都相信自己知道什么对孩子是好的。我们确信自己可以避免当初父母所犯的错误。但不可避免的是，我们都会将自己未曾实现的生活投射到孩子身上。荣格观察到，孩子必须承受的最大负担就是父母未曾拥有的生活。望子成龙、望女成凤已经见怪不怪，但父母甚至潜藏着对孩子成功的嫉妒。因此，源源不断的信息——公开的和隐蔽的——轰

1　《马可福音》（*Mark*），第10章，第7、8节。（《圣经》中原文为：因此人要离开父母，与妻子连合，二人成为一体。既然如此，夫妻不再是两个人，乃是一体的了。——译者注）

炸着孩子。这个孩子将承受父母的愤怒和伤害，并遭受各种各样的操纵和胁迫。最糟糕的是，我们可能会无意识地期望这个孩子能让我们开心，让我们的生活充实，让我们更上一层楼。

当我们踏上中年之路时，孩子们已经到了青春期，他们满脸青春痘，闷闷不乐，桀骜不驯，通常和我们曾经在自己父母眼中一样令人讨厌，他们愤怒地抵制我们的投射。如果我们意识到，父母情结作为个体成长之路上的障碍有多么难对付，就会知道，那些青少年拒绝成为父母的延伸是正确的。然而，为人父母的期望与家庭生活摩擦之间的落差，给中年之路上的人们带来了更深一层痛苦。只有当我们想起自己希望父母知道的事情，即孩子只是通过我们的身体和生活走向他或她自己生命的奥秘，这种失望才会有所减轻。当中年父母能够接受这一点时，教养的矛盾心理才会得到恰当的视角。

弗洛伊德认为，工作和爱是心理健康的首要条件。我们的工作代表了一个产生意义的重大场合。如果正如梭罗很久以前指出的那样，大多数人都生活在平静的绝望中[1]，那么可以肯定的一个原因是，对许多人来说，工作使人士气低落，让人意志消沉。即使是那些已经获得梦寐以求的职位的人，也常常会莫名其妙地感到厌倦。我认识很多学生，他们之所以主修商科或者成为程序员，只是因为

1　梭罗（Thoreau），《瓦尔登湖》（*Walden and Civil Disobedience*），第 15 页。

他们的父母或其他长辈，因为这个浮躁的社会，似乎要求他们这样做。无论是那些实现了自己欲望的人，还是那些被迫满足他人需求的人，通常都会对自己的职业渐生厌倦。对于每一个在职业阶梯上雄心勃勃的人而言，背后都有一个精疲力竭的高管在渴望一种不同的生活。

一个人的职业，就像婚姻和教养一样，成为以下投射的主要载体：（1）身份的投射，人们通过对专业知识的明确掌握来确认身份；（2）滋养的投射，一个人将被富有成效的工作所滋养；（3）超然性的投射，一个人通过接连不断的成就来克服精神上的渺小。当这些投射被消解，当一个人对使用自己精力的不满已无处安放时，他或她就踏上了中年之路。

婚姻越传统，性别角色越固定，伴侣就越有可能听到另一种声音的召唤。丈夫已经抵达职业的顶峰，公司对他而言只是个停车场，他很乐意放慢速度或者退休。妻子把自己奉献给了家庭生活，感觉受到了欺骗，既没有得到赏识，也没有充分发展，她希望回到学校或者重新找工作。对于男性来说，中年时期的工作瓶颈往往会导致抑郁，以及希望和雄心的破灭。而重新开始工作的女性，常常会对自己的胜任力或竞争力感到焦虑。

同样，这里有坏消息，也有好消息，还有其他东西。坏消息是，每个人都耗尽了投射身份的主要领域，并希望有一个新的开

始。好消息是，这种不满可以带来真正的更新，个人潜力的另一面
会被挖掘出来，为双方都带来利益。更坏的消息是，一个投射可能
只是被另一个投射所代替；但即便如此，人们也会越来越接近与自
性的约定。如果夫妻中的一方感受到了变化的威胁，并加以抵抗，
那么毫无疑问另一方会感到愤怒和压抑。在婚姻的炼狱中，变化不
一定朝向更好的方向，但变化是不可避免的；否则，婚姻可能无法
存续，特别是如果它阻碍了任何一方的成长。

还有，一个在中年必须消解的投射，与父母作为象征性保护者
的角色有关。通常人到中年时，父母的能力在衰退，或者已经离开
人世。即使与父母的关系疏远或有隔阂，父母仍然象征性地存在，
提供了一个无形的精神屏障。只要父母的形象还存在，就会有一个
心理上的缓冲，抵御不可知且危险的世界。当这个缓冲被移除时，
人们常常会感受到一丝存在性焦虑。一位 40 岁出头的患者在她 70
多岁的父母决定友好离婚时，遭受了惊恐发作。她知道，他们的婚
姻从来都不幸福，但它仍然是她抵抗浩瀚宇宙的无形盾牌。此刻，
在他们最终离世之前，离婚打破了这个无形的屏障，这让她在中年
平添了一份孤独和被遗弃感。

虽然有许多其他类型的投射无法在第一个成年期存活下来，但
是对于婚姻、教养、职业以及父母作为保护者的期望丧失，是最能
说明问题的。

在《荣格心理学中的投射和重新聚集》（*Projection and Re-Collection in Jungian Psychology*）一书中，玛丽－路易斯·冯·弗朗茨（Marie–Louise von Franz）指出了投射的五个阶段。[1]第一，人们确信内在经验（无意识的）就是外在现实。第二，人们逐渐认识到被投射形象和现实之间的差异（例如，一个人在爱情中冷静下来）。第三，人们被要求承认这种差异。第四，人们被迫得出结论，自己最初在某种程度上错了。第五，人们必须在自己内心寻找投射能量的来源。在最后一个阶段，即探索投射的意义，总是涉及寻求更深的自我了解。

投射受到侵蚀，它们所代表的希望和期待被撤回，几乎总是令人痛苦的。但这是自我认知的必要前提。只有知道外界不会拯救自己，我们才会想办法自我拯救。对于每一个充满恐惧、在成人世界中寻求拯救的内在小孩，都将有一个潜在的成年人为其承担起责任。人们若使投射的内容意识化，便朝着摆脱童年迈出了一大步。

身体和时间感的变化

第一个成年期的普遍态度是将自己青春的膨胀感投射给模糊的未来。当一个人精力不济时，这种投射很容易消解。也许前一天晚上没有睡好，第二天就会精神萎靡，有气无力。然后，轻微的疼痛

1　玛丽－路易斯·冯·弗朗茨，《荣格心理学中的投射和重新聚集》，第 99 页以后。

和劳累挥之不去。

　　年轻人总以为自己是金刚不坏之身。身体在那儿提供服务，在需要之时被大加利用，总是会自我修复。但有一天，我们会意识到，不可避免的转变在发生，超出个人的意志。身体变成了敌人，变成了我们塑造自我的英雄剧中的对手。心中的希望依然如故，但身体却不再如往常般做出回应。正如诗人叶芝所感叹的：“把我的心烧尽；它思欲成病／捆绑在一个垂死的肉身上。”[1]曾经是自我的谦卑仆人，如今变成了一个乖戾的对手；人们感受到肉体的沉重负担。无论精神多么希望翱翔，哲人怀特海所谓的“身体的共与性”[2]（the withness of the body）都会将人唤回大地。

　　时间也是如此，曾经似乎无穷无尽，是永远升起的太阳，现在却如白驹过隙。这种转变，这种剧情突变，使我们认识到自己不仅是个凡人，终有一死，而且不可能完成内心所有的渴望和追求。我的朋友总结说：“只有部分，没有完整。”婀娜的身躯，终究是尸骸；无尽的夏天，顷刻变冬日——正是这种局限和不完整的感觉，宣告了第一个成年期的结束。狄兰·托马斯用令人神往的优美诗句描述了这种转变：

　　　　我心无忧，在羊羔般洁白的日子里，时光

1　叶芝（Yeats），《叶芝诗集》（*The Collected Poems of W.B. Yeats*），第 191 页。
2　怀特海（Whitehead），《自然与生命》（*Nature and Life*），第 126 页。

牵着我的手影，在冉冉升起的月光下，

爬上栖满燕子的阁楼，

我并不驰往睡眠

我该听到他与高高的原野一起飞翔

醒来发现，农场永远逃离了没有孩子的土地。

哦，蒙受他的恩宠，我年轻又飘逸，

时光赐我青春与死亡

在镣铐中我如大海般歌唱。[1]

希望的减退

当内心的魔法袋突然收紧，得知自己是个凡人时，生活的局限性就突然呈现眼前。童年的魔法思维，以及延长的青春期（即第一个成年期）的英雄思维，被证明不足以应对现实生活。扩张、专横的自我将童年的不安全感转变成一种夸大感。"我要名扬天下，我将长生不老，我将学会飞翔。"新生的自我对不朽和成名的希望，与童年对世界的无知和恐惧成正比。同样，中年的痛苦和抑郁，与童年幻想中投注的能量也息息相关。

自我需要在一个庞大而不可知的宇宙中建立一个立足点。就像

---

1 狄兰·托马斯（Dylan Thomas），《羊齿山》（"Fern Hill"），《诗集》（*Collected Poems*），第 180 页。

珊瑚环礁由骨骼碎片堆积而成，自我也收集了许多经验的碎片，并把它们塑造成一个结构，以求在汹涌的变化中保持稳定。自我很自然地得出结论，它必须抵御生活中压倒性的经验，并通过夸大感来补偿不安全感。在不安全感中，夸大的幻觉可以让我们在夜晚进入梦乡时不被黑暗所困扰。但是，在平凡中挣扎是中年人的涅槃。即使那些功成名就的人，那些有权有势的人，那些教子"有方"的人，也不比其他人更有可能免遭限制、收缩和死亡。如果名誉和权力能带来和平或意义，甚至是持久的满足，我们所投射的幼稚愿望或许会落到实处。

对年轻人来说，另一个与自我有关的希望是对完美关系的期待。虽然我们看到周围许多不甚完美的关系，但还是倾向于认为自己在某种程度上更聪明，更有能力做出选择、避开陷阱。《古兰经》训诫："你以为你将进入极乐世界，而不用像前人那样经受试炼了吗？"[1]我们认为，这样的建议也适用于其他人。关于这一主题，后文会有更多着墨，但这里要指出，中年期望的第二大坍塌便是遭遇关系的局限性。那个会满足我们的需求，照顾我们，永远陪伴我们左右的"亲密他人"，现在将被视为一个普通人，就像我们自己一样，也有需求，并将同样的期望投射到我们身上。婚姻往往在中年时散场，一个主要原因就是童年的巨大希望被强加在两个人之间的

1　引自约瑟夫·坎贝尔，《神话的力量》（ *The Power of Myth* ），第 126 页。

脆弱结构上。其他人不会也无法满足那个内在小孩的夸大需要，因此我们感受到了遗弃和背叛。

投射体现了我们内心未被认领或未知的东西。生活自会消解我们的投射；一个人必须在失望和惆怅中，开始为自己的幸福承担责任。没有外人能拯救我们，照顾我们，治愈我们的伤痛。但我们内心有一个非常合适的人，一个我们几乎不了解的人，准备并愿意成为我们永久的伙伴。只有当我们承认童年的期望已破灭，并接受为自己寻找意义的直接责任时，第二个成年期才会开始。

我认识一个男人，他承认自己的核心问题是嫉妒。显然，嫉妒是认为别人拥有自己所渴望的东西。这个男人在童年遭受了真正的剥夺，他现在仍然消极地定义自己："我所缺乏的，正是别人富余的。"认识到童年不能重来，历史不能逆转，没有人能神奇地填补内心的空洞，这肯定令人痛苦，但随后便开启了可能的治愈之路。最困难的是，相信自己的心灵足以疗愈自己。人们迟早必须信任自己内在的资源，否则就会继续徒劳地追求童年的幻想。放弃那些不朽的、完美的和夸大的幻想，会暂时伤害一个人的精神和关系。然而，在与自我和他人疏离的体验中，会出现一种孤独，在这种孤独中，我们可以看到自己内在的博大。

神经症体验

就像浪漫的爱情可被视作一种短暂的疯狂——恋人们会根据当时的情绪做出永恒的决定，中年之路带来的动荡可能也类似于精神崩溃，身处其中的人会表现得"疯狂"或离群索居。如果我们意识到，这个人赖以生存的假设正在崩塌，临时人格的组合策略正在失调，世界观正在分崩离析，那么这种疯狂是可以理解的。事实上，我们甚至可以得出结论：如果我们理解了情绪的背景，就不存在所谓的疯狂。情绪不是我们选择的；相反，是情绪选择了我们，它有着自身的逻辑。

精神病院里有个患者，不停地把椅子砸向窗户。人们认为他想逃跑，便将他捆绑起来。然而，仔细询问后发现，患者认为房间里的空气正变得稀薄，而他需要呼吸新鲜空气。他在精神上的封闭感，象征性地转化成了幽闭恐惧症。考虑到这个情绪前提，他想要更多空气是合情合理的。在搬到更宽敞的地方后，他感到放心多了。这个患者的行为并不疯狂。他只是把封闭和窒息的心理体验，合乎逻辑地演绎了出来。

因此，在中年之路上，当大量的情绪冲破自我的边界时，我们常常把象征性地受伤害或被忽视的东西具体化。例如，有个男人与女秘书私奔了，他很害怕自己内心的女性特质枯萎并永远消失。由于这种需要在很大程度上是无意识的，他把内在缺失的女性特质投射到了外在的女人身上。再如，有个女人患了抑郁症，她将自己内心对不受欢迎的愤怒，全部转向身边至近至亲的人。尽管别人可能认为他们疯了，但实际上并没有。他们只是在现实情况无法适应内心发展时，对困扰自己的巨大需求和情绪做出了回应。

关于有意义的疯狂，菲利普·罗斯（Philip Roth）的短篇小说《狂热者伊莱》（"Eli, the Fanatic"）中有一个绝佳例子。[1] 故事发生在第二次世界大战结束后，当时世界上到处都是流离失所的人，伊莱是美国郊区的一位知名律师。一群集中营的幸存者被安置在他的小镇上，伊莱被派去要他们淡化自己的种族身份。但反过来，他发现了自己身份的空虚以及与自身传统的浅薄联系。最终，他把自己身上的名牌西装换成了老拉比的破旧衣服，一边走在小镇的大街上，一边念着自己的圣经名字。故事的最后一幕，描绘了他遭到监禁并被注射强力镇静剂。他被判定为疯了；但实际上，他只是抛弃了自己的临时身份，摆脱了跻身上层社会的陷阱和投射，将自己重新安置在一个古老的传统中。由于他的新身份与公认的模子不一致，他便被认为"疯了"，他的"新意识"被药物所治疗。我们可以像华兹华斯评价布莱克（Blake）那样评价他："有人认为这个人疯了，但我更喜欢这个人的疯狂，而不是其他人的理智。"[2]

1　参见《再见，哥伦布》（*Goodbye, Columbus and Five Short Stories*）。

2　马丁·普赖斯（Martin Price），《通往智慧殿堂》（*To the Palace of Wisdom*），第432 页。

后天获得的自我感及其附带的策略和投射，与埋藏在个人历史之下的自性要求之间的裂缝越来越大，这种体验众所周知，因为所有人都感到了与自己的疏离。苏格兰医生卡伦（Cullen）在18世纪晚期创造了"神经症"一词，表明我们正在经历的是神经系统的疾病。但现在，神经症或所谓的精神失常，实际上与神经学（neurology）并无任何关系。这个术语只是用来描述内心的分裂，以及随之而来的心灵抗议。所有人都有神经症，因为我们都体验到了"我们是什么"和"我们应该是什么"之间的分裂。神经症的症状性抗议，表现为抑郁、药物滥用或破坏性行为，会被人们尽可能地否认。但症状会重新聚集能量，并开始自主运作，脱离自我的意志。我们要求症状消失，就像告诉节食的人不要饿着一样徒劳无功。症状，即使适得其反，也是有意义的，因为它以象征的形式表达了人们渴望表达的东西。

受到惊吓的人们最希望恢复曾经起作用的自我感。但治疗师知道，这些症状是发现内心创伤的有用线索，并为随后的治愈指明了方向。治疗师还知道，中年的神经症体验，若是可以面对，会成为一个巨大的转变机会。正如荣格所断言的："神经症的暴发不仅仅是偶然的。一般来说，这是最关键的时刻。它通常是要求新的心理调整、新的适应的时刻。"[1] 这意味着我们的心灵组织了这场危机，

1　《精神分析与神经症》（"Psychoanalysis and Neurosis"），《弗洛伊德和精神分析》（*Freud and Psychoanalysis*），《荣格全集》第 4 卷，第 563 段。

制造了这种痛苦，因为伤害已经造成，改变必须发生。

　　我经常想起一个女人的梦，她在 65 岁时第一次接受分析，那时她的丈夫刚刚过世。她自小受父亲的影响特别大，有着强烈的父亲情结。她的丈夫年长她好几岁。很自然地，她因为失去这两个人而悲痛欲绝。她向一位牧师寻求安慰，牧师建议她接受心理治疗。起初，她认为心理治疗可以消除她的痛苦。可想而知，她把大量的权威投射给了治疗师。

　　接受分析几个月后，她做了一个梦，梦见她和已故的丈夫一起旅行。当他们走到有座桥的小溪边时，她想起自己忘了带钱包。丈夫继续往前走，她返回去拿钱包。当她回到那座桥边时，旁边来了一个陌生男人，和她一起过了桥。她向这个人解释，她的丈夫在前面，但他已经死了。她哀叹道："我好孤独，好孤独。"这个陌生人回答说："我知道，但这对我来说是件好事。"

　　在这个梦里以及后来的报告中，做梦者对这个陌生人很生气，因为后者似乎对她的丧亲之痛无动于衷。我却对这个梦感到很兴奋，因为它显示了明确的心理转变。虽然她的父亲和丈夫实际上已去世，但他们仍然左右着她的自我定义。父亲情结看似温和，却形成了一种外部权威，阻碍她找到自己的力量。这座桥构成了从外部权威向内部权威过渡的空间；而这个陌生人代表了她内在的男性法则，即阿尼姆斯（animus），由于父亲情结的影响，它一直没有得到发展。这是一个很好的例子，说明了心灵奇妙的、自我调节的智慧。她的自我所遭受的痛苦，促使她的内心生长出不受父亲支配的成分。因此，她在 65 岁时踏上了中年之路，开始了确认自己身份和发现自身权威的旅程，两者皆是真正成年的必备条件。

看待神经症的另一种方式是认为痛苦产生于相当大程度的解离[1]。在回应童年的社会化和外界现实压力的过程中，我们逐渐变得与自己疏远。内在的抗议被外部世界的重担死死压制。但人到中年，对灵魂的伤害和忽视，可能会使部分心灵极力抵抗进一步的冒犯。这种抗议表现在症状中。与其用药物来消除它们的信息，不如让它们参与到对话中来，从而实现荣格提到的"新的适应"。

对那些遭受巨大痛苦、身处灵魂暗夜的人来说，这是一个难以接受的事实，即他们的痛苦对他们是有好处的，如上述梦中那个陌生人所说。不过，在痛苦中也许可以找到前进的道路。因为生命不是一种疾病，死亡也不是一种惩罚，因此不存在所谓的治愈。但确实有一条道路，可以通往更有意义、更丰富的生活。

我想起一个经历了巨大痛苦的女人，她艰难地来到这个世上，身体畸形，曾被忽视和遗弃，有过一系列依赖和耻辱的关系。到了中年，她的世界崩塌了，她向内心寻找那个自己从未认识的人。她

1　解离（dissociation），指从日常经验中的做白日梦、走神、恍若隔世到临床上常见的解离性失忆、多重人格障碍等一系列表现。——译者注

用"碎片化"这个词来描述中年之路的磨难。许多人都遭受过这样的破碎，而且许多人逃往神经症的大本营，在变化的风暴面前蜷缩起来，这是可以理解的。但当我问这个女人，在她感到支离破碎的时候做了什么，在这个痛苦的过程中她是谁，她清楚地告诉我，她会渡过难关，过上更真实的生活。我记得她说："我对我的这部分说话，然后我倾听。我对我的那部分说话，然后我倾听。我试着去了解心灵需要我做什么。"

她说心灵是一个活生生的存在，一个知道什么将指引她的女性。有人可能会说："她幻听了，她有精神分裂症。"恰恰相反。可以说，我们都会听到声音；那是情结，是我们自己的一部分，它们对我们说话，而我们，如果没有注意去听，就会成为它们的俘虏。这个女人正在协调自我和自性之间的对话，这一对话可以治愈过去造成的分裂。她相信自己的内在过程，这一信任是必要的，也是稀少的。天性并不反对我们。诗人里尔克（Rilke）优美地指出，内心的恶龙实际上可能需要我们的帮助：

　　我们怎么能忘记所有民族之初的那些古老神话，那些恶龙在最紧急关头变成公主的神话；也许我们生命中所有的恶龙都是公主，只等着看到我们表现出美丽和勇敢。也许一切可怕的东西，在其最深处都是无助的，希望得到我们的帮助。[1]

细致的关怀能将这些恶龙转化为更新的能量来源。

回想一下荣格对神经症的定义："其意义尚未被发现的痛苦。"[2]事实上，痛苦似乎是个人转变的前提。在其他地方，荣格提出神经症是"不真实的痛苦"。[3]真实的痛苦需要与恶龙打交道，不真实的痛苦则意味着逃避它们。

如果荣格和里尔克是对的——我认为他们是对的——那么，恶龙就代表了所有我们害怕的、威胁着要吞噬我们的东西；但它们也是我们自身被忽视的部分，这些部分有可能被证明极具价值。若它们被认真对待，甚至为我们所爱，会为我们后半生的旅程提供巨大的能量和意义。

1　里尔克，《给青年诗人的信》（ *Letters to a Young Poet* ），第 69 页。
2　荣格，《心理治疗师或神职人员》，《心理学和宗教：西方和东方》，《荣格全集》第 11 卷，第 497 段。
3　荣格，《无意识在个体教育中的重要性》（ "The Significance of the Unconscious in Individual Education" ），《人格的发展》（ *The Development of Personality* ），《荣格全集》第 17 卷，第 154 段。

第三章

CHAPTER 3

内在的转变

一个人前半生的核心任务是建立自我同一性[1]。每个人都知道，有的人从未真正离开过家。这个人可能如字面意义所说，和他的父母住在一起，彼此照顾；这个人也可能和父母住在同一个社区，或者远在千里之外，但依旧受父母的控制。在心理上没有与父母分离，仍然跟他们捆绑在一起。这些人前半生的任务是未完成的。

未获得稳定的自我同一性，会困扰并阻碍个体后半生的发展。要为第二个成年期做准备，不仅需要与父母保持地理上的分离，我们还必须自给自足、自力更生。这并不意味着有一份有报酬的工作就够了，而是说我们要感受到任务的挑战，并在完成任务时感到满足。

我们还需要更成熟地投身于亲密关系。在不可避免的关系摩擦中，如果不能坚持自己的立场，并与另一个人达成妥协，意味着这个人无法达成自己的精神现实。此外，作为一个公民，我们还应该参与到外部世界中去。每个人都想过从这个疯狂的世界中抽身而出，偶尔的撤退无疑有助于灵魂的恢复，但如果总是逃避，只会阻碍自我同一性的进一步发展。荣格再次清晰地表达了这项任务：

1　自我同一性（ego identity）：根据爱利克·埃里克森（Erik Erikson）的生命周期八阶段理论，第五个阶段，也就是在 12 至 18 岁时，是"同一性 vs 角色混乱"的阶段，如果顺利度过，儿童就会获得自我同一性，反之则会产生角色混乱。——译者注

> 生命的自然历程要求年轻人献祭他们的童年，放弃对父
> 母的幼稚依赖，以免他的身体和灵魂仍被无意识的乱伦所
> 束缚。[1]

> 恐惧意味着挑战和使命，因为只有鼓足勇气才能挣脱恐
> 惧。如果选择对危险退避三舍，就是对生命意义的某种亵
> 渎，整个未来就会变成一潭绝望的死水，一束忽明忽灭的
> 火光。[2]

正如我们所见，即使是稳定的自我同一性也会在中年遭到破坏。一段失败的关系带来的心碎，曾经支持和拯救我们的人的离开，职业发展热情的丧失，都表明迄今为止由它们所维持的投射和同一性受到侵蚀。无论一个人在巩固自我状态、建构自我世界方面多么成功，中年之路上的坍塌都会带来困惑、挫败和身份丧失的体验。

通常，当一个人踏上中年之路时，前半生未完成的事务会毫不留情地显露出来。例如，在离婚的时候，人们就必须面对曾被婚姻掩藏的心照不宣的依赖性。人们可能会意识到他们将父母情结投射到了伴侣身上，或者发现自己缺乏工作技能或自信。然后，前半生的"未竟事业"就会找上门来，让我们心生怨恨或指责他人。

1　荣格，《转化的象征》(Symbols of Transformation)，《荣格全集》第5卷，第553段。
2　荣格，《转化的象征》，《荣格全集》第5卷，第551段。

　　中年之路上最有力的冲击之一，就是意识到我们和世界之间并没有签订心照不宣的契约，并不是只要我们心地善良、意图良好、行为正确，事情就会进展顺利。我们假想和这个世界实现互惠；只要我们尽职尽责，世界就会报之以歌。许多古老的故事，包括《约伯记》，都向我们揭示了一个令人痛苦的事实：根本不存在这样的契约。每个经历过中年之路的人都被迫明白了这一点。举个例子，如果没有极高的期望和美好的心愿，没有人会踏上婚姻的小船，而不顾罗盘多么不稳定，潮汐多么起伏。当一个人站在亲密关系的废墟中，他不仅失去了这段关系，而且常常失去了整个世界观。

　　也许最大的打击是自我至高无上的幻觉受到侵蚀。无论自我的投射曾经多么成功，如今它再也不能独揽大权。自我的崩溃意味着一个人并没有真正掌控生活。尼采曾指出，当人类发现自己不是上帝时，他们是多么沮丧。实际上，意识到一个人甚至不能很好地管理自己的生活，这就足够了。荣格强调，当我们发现自己不是生活的主人时，自然会不寒而栗。因此，除了震惊、困惑甚至恐慌之外，中年之路的根本结果是使人谦逊。我们和约伯一起坐在粪堆上，失去了幻想，想知道哪里出了问题。不过，这种经历可能会带来新的生命。在前半生的斗争中获得的力量，现在可以用来与后半生周旋了。

1　在《圣经》中，约伯是一个善良正直却又受尽苦难的人。——译者注

如果自我没有足够的力量，就无法从"自我—世界"轴转移到
"自我—自性"轴。在自我分离与固化的过程中未完成的事务，将
会变成一个人成长的障碍。

生活会毫不留情地要求我们长大，并对自己的生命负责。虽然
听起来很简单，但长大确实是中年之路上不可逃避的要求。它意味
着最终在没有他人的帮助下，面对自己的依赖、情结和恐惧。它要
求我们不再因自己的命运而责备他人，并对自己的身体、情绪和精
神健康承担全部责任。我的分析师曾经对我说："你必须把你的恐
惧提上议程。"这听起来令人害怕，但我知道他是对的。这个议程
要求我负起责任，要求我全力以赴。

在中年之路上，我们通常还要抚养孩子、养家糊口、尽职尽
责。然而，即使外部世界不停地要求我们付出，我们也必须转向自
己的内心，去成长，去改变，去寻找那个作为旅程目标的人。

人格面具与阴影的对话

当自我不再独揽大权，即一个人了解自己和掌控大局的幻觉破
灭时，必然会导致人格面具和阴影之间的冲突。在中年时期，人格
面具（persona）和阴影（shadow）的对话，表明了个体要在社会现
实和个人真实之间实现必要的平衡。

人格面具是自我对社会环境或多或少有意识的适应。我们创造

了许多人格面具，它们是一些随机应变的角色。我们在父母面前是一副面孔，在老板面前是另一副面孔，在爱人面前又是一副面孔。虽然人格面具只是与外部世界连接的媒介，但我们往往会混淆他人的人格面具与其内在真实，也会把自己的内在与角色混为一谈。如前所述，当我们的角色改变时，我们会迷失自我。人格面具会伪装成个性，但归根结底，正如荣格所说，它"不是真实的：它只是个体和社会之间的妥协"。[1]

一旦认同了自己的人格面具，即社会化的自我，当我们从外部世界中抽身而出，面对自己内在的现实时，必然会承受焦虑。因此，中年之路的一项任务，就是彻底改变我们与人格面具的关系。

由于前半生总是在建构和维护人格面具，我们经常会忽略自己的内在现实。而我们的阴影，代表着一切被压抑或未被承认的东西。[2]

阴影包含了所有至关重要但也存在问题的愤怒和性欲；当然，也包含了欢乐、自发性和未点燃的创造火花。弗洛伊德一针见血地指出，神经症是文明的代价。文明社会的要求，从一个人诞生的家庭开始，就将心灵的内容分裂，将我们的阴影拉长。阴影代表了社会价值的利益对人类天性造成的伤害。因此，面对阴影以及对

1　荣格，《两篇分析心理学论文》（ *Two Essays on Analytical Psychology* ），《荣格文集》第 7 卷，第 246 段。
2　压抑是一种无意识的机制，通过这种机制，想法或冲动被抑制，以保护自我远离那些太令人痛苦而无法被承认的事情。

它的整合，可以治愈神经症的分裂，使人得到成长。正如荣格所总结的，

> 如果迄今为止人们都认为，人类的阴影乃是万恶之源，那么，现在经过更仔细的研究，可以肯定地说，阴影并非只由那些应在道德上受谴责的倾向组成，它也表现出一些良好的品质，例如正常的本能、适当的反应、现实的洞见和创造性冲动等等。[1]

人到中年，我们已经压抑了自己的大部分个性。例如，愤怒经常在中年时期爆发，就是因为人们一直被鼓励压抑它。anger（以及 anxiety，angst，angina）的词根是印度日耳曼语系中的 angh，它的意思是"压缩、限制"。几乎所有的文明都代表着对自然冲动的约束，因此，愤怒的日积月累是可以预料的。但是，那些与自然冲动相关的能量去哪里了？通常，它助长了我们盲目的野心，促使我们使用麻醉品来减弱其强度，或者导致我们虐待自己或他人。如果一个人被教导发怒是一种罪恶或道德败坏，那么他就会远离这种真实的体验。但如果愤怒得到了承认和引导，它也可以成为改变的巨大动力。此后，人们就会拒绝非本真的生活。我们花了一辈子投资人

1　荣格，《自性的动力和结构》（"The Structure and Dynamics of the Self"），《伊雍》（*Aion*），《荣格文集》第 9 卷第 2 部分，第 423 段。

格面具，愤怒的阴影当然会让人感到不安，但自由地感受真实的自己，是治愈内心分裂的必要步骤。

　　遭遇其他的阴影也十分痛苦，因为不得不承认通常不被人格面具所接纳的一系列情感，如自私、依赖、欲望和妒忌。在此之前，人们可以否认这些品质，并把它们投射到别人身上：他爱慕虚荣，她野心勃勃，等等。但是，人到中年，已经没了自我欺骗的余地。在清晨照镜子时，我们看到的敌人是我们自己。虽然面对不那么好的品质会令人痛苦，但承认这些品质可以让我们撤回对他人的投射。荣格认为，我们能为这个世界做的最好的事情，就是撤回自身阴影的投射。承认世界的问题就是我们自己的问题，婚姻的问题就是我们自己的问题，这需要巨大的勇气。但是在这个谦卑的时刻，我们开始改变、提升我们所居住的世界，并带来疗愈关系和自己的机遇。

　　与自己的约定也意味着回到过去，拾起被丢弃的东西：生活的乐趣，未开发的天赋，童年的愿望。如果我们把心灵看作一幅镶嵌画，很难计算出这幅画的所有碎片，更别说实现了，但每一个碎片都无疑能治愈和奖赏受伤的灵魂。因此，想学弹钢琴的人们，想去上大学的人们，或者想在夏日午后泛舟湖面的人们，都可以去实现自己的梦想，无论当初出于什么原因没有去做。我们无法选择自己的心灵构造，但可以选择喜爱或忽视它的内容。然而，我们当中的许多人都不能自由地承认自己内心的现实。我们缺乏来自父母的充分肯定，缺乏父母拥抱生活所树立的榜样；我们内化了这种忽视，内化了阻止我们发挥潜力的禁令。人到中年，允许自己按照真实内心去生活是至关重要的。人终有一死，时间有限，没有人能将我们从生活的重担中解救出来，这些事实将促使我们更充分地做自己。

在中年之路上，阴影的暴动是自性纠正功能的一部分，以使一个人能保持平衡。整合阴影，活出未实现的人生（the unlived life），关键是明白这一需求源于自性，它既不希望进一步地压抑，也不希望无节制地行动。整合阴影不仅要求我们在社会中负责任地生活，还要求我们更诚实地对待自己。我们通过人格面具的失效了解到，过去我们过着临时的生活。整合内心的真实，不管是让人快乐还是不快乐的，对于带来新的生活和意义的重建都是必要之举。

亲密关系问题

如前所述，在中年时，没有什么比婚姻这种长期亲密关系更容易带来失望和伤害了。这种关系承载了我们的内在小孩。对于亲密关系，我们寄予了太多的希望、太多的需求，收获了太多的失望。每个人在中年回望过去时，都会对自己几十年前在婚姻、职业上的选择以及做选择时的无意识不寒而栗。年轻人总是坠入爱河，许下终生承诺，诞生爱的结晶。他们会继续这么做下去。但在中年之路上，许多人不得不直面自己和伴侣，这给亲密关系带来巨大的考验。事实上，很少有中年婚姻——如果它们能存活下来——不承受着巨大的压力。要么婚姻成为人们内心压力的主要来源，要么离婚成为踏上中年之路的起点。

为了更多地了解亲密关系在中年之路上的角色和重要性，我们需要更深刻地思考这种关系的本质。显然，我们向其交付灵魂的人是十分重要的。此外，现代文化通常认为婚姻和爱情是同义词。在历史上的大部分时期，婚姻都只是维护和传递价值观、种族意识、宗教传统和权力的工具。被安排的婚姻比那些基于爱情的婚姻有更好的历史记录，而爱情是最难以捉摸的感情状态。类似地，只要死亡或命运不加干涉，基于相互依赖的婚姻也会维持得很好。（一个以前的同事，被大屠杀的经历所折磨，娶了一个年龄比他小一半的女人，她接管了他的生活，双方都觉得很满意。）事实上，根据各种说法来看，基于生活需要的婚姻比基于爱情和相互投射的婚姻更有可能长久。正如萧伯纳（George Bernard Shaw）所说的：

> 当两个人处于最激烈、最疯狂、最虚幻、最短暂的激情之下，他们被要求发誓将一直保持这种兴奋的、不正常且令人筋疲力尽的状态，直到死亡把他们分开。[1]

1　引自盖尔·希伊（Gail Sheehy），《过渡：成年生活可预测的危机》（*Passages: Predictable Crises of Adult Life*），第 152 页。

下图展示了人们在异性恋的亲密关系中常见的互动：

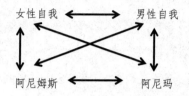

在意识层面，两个人的自我建立关系，但人们不会在自我关系的基础上缔结爱情关系。这一"荣耀"落在了阿尼玛和阿尼姆斯身上，它们是一个人心灵内部无意识的异性成分。

简单地说，阿尼玛代表了男性内化的女性特质，最初受到母亲和其他女性的影响，同时也会被一些未知的、对他而言独特的东西所浸染。他对阿尼玛的体验，代表了他与自己身体的关系，代表了他的直觉，他的感官生活以及他建立亲密关系的能力。女人的阿尼姆斯则是她对男性法则的体验，受到父亲和文化的影响，但同样也有一些神秘的独特性。阿尼姆斯代表了她的根基感，她的潜力，以及她全力以赴实现愿望的能力。

然而，亲密关系的基本真相是，一个人会把自己身上未经意识检验的东西投射到伴侣身上。上图中的对角线箭头显示了这种从阿尼玛（阿尼姆斯）到自我的投射，以及相应反方向的投射。[1]在众

1　关于这一过程的扩展研究，请参阅约翰·桑福德（John Sanford）的《看不见的伴侣：每个人心中的男性和女性如何影响我们的关系》（*The Invisible Partners: How the Male and Female in Each of Us Affects Our Relationships*）。

多异性中，只有少数人会相互吸引，他们都是投射的好钩子，至少能暂时招引投射。图中这种对角线的动态就是所谓的浪漫爱情。

浪漫的爱情给人一种深刻的联结感，带给人新的能量、希望以及归属感。一见钟情就是这种投射中最引人注目的。只要对方能暂时维持这个投射，哪怕他 / 她是一个杀人犯。很明显，在这个投射背后，只是一个像我们一样的普通人，并且毫无疑问也向我们投射了大量内容。但对我们来说，这个"他者"是特别的。我们会说，"这个人不一样"或者"我从来没有过这种感觉"。流行文化助长了这种错觉。如果把音乐排行榜前 40 首歌曲串烧起来，大概是这样的："我一直过着悲惨的日子，直到你出现在我生命里，所有的事物焕然一新，我们站在了世界之顶；有一天你变了心，我们失去了曾经拥有的一切，你离我而去，现在我过着悲惨的日子，永远不会再爱了，直到下一次遇见。"这些流行歌曲千篇一律，不同的只是歌手的性别和是否有吉他伴奏。

每天生活在一起，会无情地消磨投射；最后，一个人所面对的只是对方的特性，后者根本无法满足大量的投射。所以，人们会在中年得出结论："你不是我当初结婚的那个人。"事实上，他们从来都不是。他们始终是另一个人，一个我们当时几乎不了解的陌生人，现在也只是稍微了解了一点。由于我们把阿尼玛或阿尼姆斯投射到那个人身上，因此我们实际上是爱上了自己缺失的那部分。这

种联结感和归属感是如此美妙，并带来大量的希望，以至于失去它
时，我们感觉那是一场灾难。[1]

　　亲密关系的真相是，它永远不会比我们与自己的关系更好。我
们与自己的关系，不仅决定了对"亲密他人"的选择，也决定了亲
密关系的质量。事实上，每一段亲密关系都在暗地里透露出我们的
本性。因此，所有的亲密关系都是我们内心状态的体现，没有任何
关系会好过我们与自身无意识的关系（上文图中的纵向箭头）。[2]

　　如果我们没有那么多要求，亲密关系就不会如此沉重。但如果
这种关系不能满足内在小孩的期待，那么它的意义又何在呢？荣格
指出，人生意义来自：

> 人们感觉他们过着象征性的生活，他们是神圣戏剧中
> 的演员。这给了人类生活至高的意义;其他的一切都是平庸
> 的，是可以忽略的。一份职业，生育孩子，与至高无上的事
> 情相比，与你人生的意义相比，都是幻象。[3]

1　参见阿尔多·卡罗泰努托（Aldo Carotenuto），《爱欲与感伤：爱与痛苦的阴影》
（*Eros and Pathos: Shades of Love and Suffering*）。
2　在公开场合这样说过之后，许多人都同意我的逻辑，但对于"魔幻'他人'并
不真正存在"的暗示，他们感受到了严重的威胁。一位女士在我演讲结束后走过
来，在我面前摇着手指说："是的，但我仍然相信爱情。"她愤怒的语气使人想到她
刚刚得知圣诞老人不存在。
3　荣格，《象征的生活》（篇名），《象征的生活》，《荣格全集》第18卷，第
630段。

比如，问题就从期待那个魔幻"他者"来拯救我们，转变为亲密关系在获得人生意义中所扮演的角色。

显然，我们文化中的亲密关系模式，以及人们第一个成年期的愿望，是希望融合或合而为一，即相信通过与另一半的结合，自己将得到补全，变得完整。通过结合，我们融为一体；通过结合，我们变得完好。一个人面对浩瀚的世界，会觉得自己不完整和不足，自然会产生结合的愿望，但这种愿望实际上会阻碍两个人的发展。当日常生活磨灭了希望以及伴随的投射，人们就会经历意义的丧失，也就是说，投射到另一半身上的意义烟消云散了。

从中年的视角来看，我们必须替换掉融合模型，因为它根本行不通。如果每个人都对自己的心理健康负责任，那么对于后半生来说，这个适用的模型应该如下图所示：

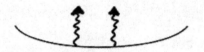

这个盆状的容器暗示着成熟的亲密关系的开放性特征。每个人的首要任务是为自己的个体化负责。在这段亲密关系中，人们相互支持、相互鼓励，但不能为对方执行个体化或发展的任务。（我们将在第五章讨论个体化的重要性。）这个模型抛弃了一个人会被"他者"所拯救的观念。它假设双方都能接受个体化的邀请，并通过完善自己来为亲密关系做贡献。成熟的亲密关系超越了融合模型，要求双方都承担起个人责任，否则婚姻就会停滞不前。

要想拥有一段成熟的亲密关系，我们必须能够坦言："没有人能给我我最想要或需要的东西。只有我自己可以。但我会赞美这段关系所切实提供的，并为之真心付出。"亲密关系通常提供最多的是陪伴、相互尊重和支持，以及辩证的对立面。一个用亲密关系来支撑脆弱自我的年轻人，不可能满足成熟关系对勇气和纪律的要求。从前他需要肯定和认同，现在他必须接受差异和不同；从前他想要简单的合而为一的爱，现在他必须学习如何爱上差异性。

当一个人放下他的投射和巨大的隐秘议程时，他就可以被伴侣的差异性所扩展。一个人与另一个人结合，并不像融合模型那样合而为一，此时会产生第三个空间。两个人是单独的个体，他们的关系形成了第三种力量，迫使他们超越各自的限制。此外，当一个人放弃投射，把重点放在内心成长上，他就会遇到自己浩瀚的灵魂。"他者"帮助我们拓展了心灵的可能性。

里尔克把亲密关系描述成与另一个人分享自己的孤独。[1]

这显然已经接近真相了，因为我们最终拥有的只是自己的孤独。我们必须承认，投射不会永远持续，但话说回来，它可能会被更丰富的东西所取代。由于投射是无意识的，我们无法确定自己与

1　里尔克，《里尔克书信选》(*Letters of Rainer Maria Rilke*)，第 57 页。

"他者"的关系是否真实。但如果我们为自己承担了主要责任，就不太可能将内在小孩的依赖和不切实际的期望投射出去。

　　因此，真正的亲密关系源于一种有意识的愿望，想要与另一个人分享自己的旅程，通过对话、性和关心的桥梁，走向生命的奥秘。尼采曾经指出，婚姻是一场交谈，一场伟大的对话。[1]

　　如果一个人没有准备好参与长期的对话，他就没有准备好进入长期的亲密关系。许多年老的夫妻早已无话可谈，就因为他们停止了作为个体的成长。如果重点在于个人成长，那么每个人都将有一个有趣的交流伙伴。若一个人阻碍自己的成长，即使这种牺牲是为了另一半好，那你的伴侣也将注定与一个愤怒且抑郁的人生活在一起。一个人的成长受到另一半的阻碍，同样是不可接受的。这样的婚姻必须重新开始，否则它就失去了存在的理由。在成熟的婚姻中，在开放和辩证的婚姻中，我们会经历第64页图中所示的最深层的关系，即两个神秘事物之间的交流，两个内在异性能量之间的碰撞；这就是灵魂与灵魂的相遇。

　　因此，爱情是一种经历荣格所提到的象征性生活的方式，是一种遇见神秘的方式，其名称和本质我们永远无法理解，但如果没有它的存在，我们就会陷入浅薄。到了中年，许多婚姻要么草草收

1　尼采，《人性的，太人性的》（"Human, All Too Human"），《尼采文选》（*The Portable Nietzsche*），第 59 页。

场，要么苦苦挣扎。在过去，那些撤回投射的人因为巨大的社会压力，无法寻求另一段婚姻。有些人选择外遇，有些人滥用药物，有些人通过工作和育儿得到升华，还有些人则患上偏头痛或抑郁症。积极的选择通常是遥不可及的。今天，我们有了这样的选择，尽管每个选择都不容易，但至少好过被困在一个不利于伴侣个体化的体制中。尽管初心美好，自我意志泛滥，但真相终将大白于天下。审视那个承载了自己希望和需求的体制需要勇气，但这种勇气同时也会带来治愈，让人恢复完整，并重获新生。

相信魔幻"他者"是一种残酷的自欺欺人。即使找到了这样的人，肯定也是一种投射。如果过了一段时间，我们仍然受到"他者"的照顾，那么很可能陷入了对方有意或无意投喂的依赖中。我不是刻意贬低伴侣在人生旅途中可以发挥的支持作用，而是说，一个人可能会因此逃避对自己的生命要承担的巨大责任。我认识一个非常能干的女人，她在早上把丈夫送出了家门，下午就把男朋友领回了家。虽然她在事业上很成功，但她无法尝试跟自己相处，无法与自己对话。

当一个人有勇气转向内在时，他将有机会面对自己人格中被忽视的部分。如果一个人不再急切地从伴侣身上寻找生命意义，他就会被召唤去激活自己的潜能。

每个人在人生早期都被教导过"男女有别"，最近我就听说了一个经典的性别角色故事。一对夫妻处在离婚的边缘，他们相互抱怨对方造成了自己现在的生活局面。男人说他努力工作，就是为了事业成功、养家糊口。他忠实地执行这个计划，却因为没有自己的生活而心生怨恨。他的愤怒在内心积累，逐渐变得消沉，最后他感觉如果不离开这段婚姻自己就会死。他的妻子则回应说，她一直扮演贤妻良母的角色，照顾丈夫，照顾家庭和孩子，放弃了自己的职业目标，她也感到很郁闷。

很明显，这两个人都是受害者。他们都恪守性别角色的教诲，尽己所能地按其要求生活，就像他们的父母一样；二十年来，他们变得互相憎恨。他们是彼此不快乐的帮凶；但除了完成第一个成年期的剧本之外，我们还能期待一个 20 多岁的年轻人做什么？他们很好地遵守了婚姻制度，但这一制度却没有很好地回馈他们。他们能否继续在一起，取决于双方对个人成长的承诺。

关于心灵，永恒不变的真理是：要么改变，要么在怨恨中枯萎；要么成长，要么在内心中死亡。同样，中年婚姻的悲剧在于，这段亲密关系经常被怨恨所污染，以至于修复的可能性受到致命损害。美好的初心能否被唤醒，对伴侣的负面投射能否被撤回，始终是个问题。

平衡对他人的义务和对自己的义务，诚然很困难，但我们必须努力。这个问题并不新鲜。易卜生的《玩偶之家》(*A Doll's House*)

出乎意料的新潮。当娜拉离开她的丈夫和孩子时，有人提醒她还有对教会、丈夫和孩子的责任。她回答说，她对自己也有责任。她的丈夫表示不理解。他问道："我们能解决这个问题吗？"娜拉回答说，她也不知道，因为她不知道自己是谁了；而且因为（实际上）她只是按照第一个成年期的剧本在生活，所以她不确定自己会变成什么样的人。

一个多世纪前，当《玩偶之家》在欧洲各大都市上演时，骚乱接踵而至，因为它对婚姻和养育的体制隐含着巨大的威胁。即使是现在，当你离家出走，甚至只是改变某种约束的模式，仍然面临社会舆论、模范父母和内疚的阻碍。娜拉走出了家庭生活的圈子，却可能陷入社会排斥和经济困境，因为法律会剥夺她的财产权、监护权和经济权利。但娜拉知道她必须出走，否则她就会死去。

双方越早把个体化作为亲密关系存在的理由，这段关系就越有可能持续下去。

人们很自然地认为，时间会以某种方式解决心中烦恼和腹中空虚。当我要求一对夫妻想象十年后没有任何改变时，他们通常会更明白必须有所改变。如果夫妻中的一方阻止改变，他或她无疑仍被焦虑所控制，并热衷于第一个成年期的投射。很有可能，这个顽固的伴侣永远拒绝承担必要的责任；如果是这样，他或她定会因为否定他人的生命而受到惩罚。任何人都没有权利阻碍他人的发展，这是一种精神犯罪。

如果伴侣能意识到自己的不快乐，并坦率地请求对方的支持，这段婚姻就有可能得到延续。这时，另一半将不是拯救者，也不是敌人，而仅仅是伴侣。也许夫妻治疗的理想模式是，每个人都接受单独治疗，更好地解决发展的需求，同时两人也一起参与会谈，修正过去失败的相处模式，并讨论对未来的希望和计划。这样一来，婚姻就可以成为个体化的容器。

为了达成合作而不是冲突的态度，我经常在伴侣在场时提出某些问题。例如："在你过去的经历或行为中，有什么可能会导致冲突或破坏亲密关系？"这让那些认为自己是来寻找帮手对抗伴侣的人感到震惊。这个问题要求他们开始审视自己，并对亲密关系的维护和滋养承担更大的责任。另一个很有用的问题是："你对自己有什么梦想，是什么恐惧阻碍了你？"在听到对方的挣扎和失望后，伴侣经常会产生同情，并希望支持他们。分享自己的挫败、恐惧和希望，才是真正的亲密；但很少有夫妻能做到这一点，无论他们结婚多久。性爱是夫妻间的桥梁，孩子是两人之间的纽带，但真正的如胶似漆是两个人感同身受。

除非我们能切身体会另一半的感受，否则我们永远不可能爱上对方的特性。也许爱实际上是一种想象他人经验的能力，这种想象是如此生动，以至于我们能肯定对方的存在。真正的对话有助于这种想象，也是自恋偏执的解毒剂。我曾听到有人质疑：关注个人成长本身是否也是一种自恋？只要一个人决心实现自己的潜能，并把同样的权利赋予他人，这就不是一种自恋。

这需要一种双重的力量：为自己负责的能力，在想象中验证"他者"真实性的勇气。这两种力量在我们的文化中都没有很好的榜样，所以我们必须自己去寻找。而另一面恰恰就是许多婚姻的悲惨处境。我们因为自己不快乐而埋怨伴侣，并私下怀疑自己是同谋。这简直是自掘婚姻的坟墓。

许多人都认为，如卡罗尔·吉利根（Carol Gilligan）[1] 在《不同的声音》（*In a Different Voice*）中所见，女性比男性更难确认自己的个体化需求，因为亲密关系对女性提出了苛刻的要求。女性意识的本质可以被描述为扩散性意识（diffuse awareness），这意味着女性非常了解她的周围环境，以及其他人对她的要求。因此，吉利根提出，她身边的女性都同意年轻的斯蒂芬·迪达勒斯（Stephan Dedalus）[2] 的做法；在詹姆斯·乔伊斯的自传体小说《青年艺术家画像》（*A Portrait of the Artist as a Young Man*）中，迪达勒斯宣布——就像乔伊斯本人一样——他要离开他的家庭，告别他的民族和信

1　卡罗尔·吉利根，美国哈佛大学教育研究院教授。在《不同的声音》中，吉利根以女性的体验为基础建立起了一种关怀伦理学，让人们听到了女性对自我和关系的描述。——译者注

2　斯蒂芬·迪达勒斯，爱尔兰作家詹姆斯·乔伊斯的自传体小说《青年艺术家画像》中的主人公。——译者注

仰，因为他不能再忠于那些无益于自己的东西。

但她们也认同玛丽·麦卡锡（Mary McCarthy）[1]在《天主教女孩自白》（*Confessions of a Catholic Girlhood*）中表述的困境；当她想跃入未知的世界时，却被责任和内疚所束缚、所掣肘。虽然今天的女性比她们的母亲有更多机会选择自己的道路，但许多人仍然会因为别人对她们的要求而备感约束。所以，女性为了成就自我必须比男性迈出更大的一步。就像《玩偶之家》中的娜拉一样，她必须在别人的要求和对自己负责之间找到平衡。最终，做出牺牲的女性，既不是好母亲，也不是好伴侣。女性成为圣徒的代价，需要她和别人共同承担。

童年的依恋需求在成人内心仍然非常强烈，甚至可以说它们是自然和正常的。但如果一个人的自我价值和安全感总是依赖于他人，那么他是不够成熟的。"依恋饥渴"（attachment hunger）这个词，就描述了对他人的自然需求失控时的模式。[2]当然，人们忘记了，每个人内心都有一个现成的伴侣，至少是潜在的伴侣。

1　玛丽·麦卡锡（1912—1989），美国作家，出生于华盛顿州西雅图市，六岁就成了孤儿，多个亲戚将她抚养长大，她将这段经历记录在《天主教女孩自白》一书中。——译者注

2　霍华德·哈尔彭（Howard M. Halpern），《如何戒掉对一个人的瘾》（*How to Break Your Addiction to a Person*），第 13 页后。

对许多男性来说，一大问题是他们的内心已经麻木。[1]

大多数男性习惯于回避感情，避免本能的智慧，并凌驾于自己的内在事实之上，他们不管对自己还是他人来说，都是陌生人，是金钱、权力和地位的奴隶。菲利普·拉金[2]令人难忘地写道，他们的

> 第一次心脏病发作就像圣诞节一样；他们
>
> 无助地背负着承诺、义务和必要的仪式，
>
> 漂流在衰老和乏力的黑暗大道上，
>
> 被曾经幸福甜蜜的生活所抛弃。

在我们的文化中，几乎没有允许或邀请男性对自己诚实的榜样。当一个男人被问及他的感受时，他通常会解释自己的想法，或者"外在的"问题是什么。想想每一项体育赛事的电视转播中，啤酒广告所传递的巧妙而默契的信息。一群兴高采烈的壮汉扛大梁、锯木头或驾驶叉车。（他们从来不会坐在个人电脑前面或抱着孩子。）哨声响起，老兄们的畅饮时间到了。他们大步走向附近的酒

1　盖伊·科尔诺（Guy Corneau）的《缺席的父亲，迷失的儿子》(*Absent Fathers, Lost Sons*)、罗伯特·布莱（Robert Bly）的《上帝之助》(*Iron John*)、罗伯特·霍普克（Robert Hopcke）的《男人的梦境，男人的治愈》(*Men's Dreams, Men's Healing*)和萨姆·肯（Sam Keen）的《腹中火》(*Fire in the Belly*)等作品都探讨了这种精神麻木的原因。

2　菲利普·拉金（Philip Larkin，1922—1985），英国诗人，以上引用出自《玩转爵士乐：唱片日记》(*All What Jazz: A Record Diary*)。——译者注

吧，可以像好兄弟一样碰撞身体。在酒吧里，他们举起酒瓶，伴着一个有象征性的金发女郎，这表明他们不是同性恋，并代表了即将在欢乐、愤怒或伤感中被召唤出来的阿尼玛。酒精，放松了男人对内心女性的限制，释放了不被意识承认的东西。

如果男人与自己的女性灵魂都没有处好关系，又怎能期望他们与女人处好关系呢？女人不可能疏通男人的内心；她们只能接受或部分承受男人对女性的投射。古埃及故事《厌世的男人寻找他的灵魂》(*The World-Weary Man in Search of His Ba*)流传至今，告诉我们这个问题并不新鲜。也许新鲜的是，在巨大的压力下，在要求扮演战士和经济动物的旧角色时，越来越多的男人被邀请进入内心，寻找自己真实的样子。

罗伯特·霍普克在《男人的梦境，男人的治愈》一书中指出，男人大概需要一年的心理治疗，才能够内化并面对自己的真实感受，才能达到女人通常开始治疗时的状态。[1]

我猜测他是对的，有多少男人准备接受一年的治疗，只为了达到这个起点状态。谢天谢地，有些男人会这样做，但更多的男人却在漂泊和迷失。作为父权制的受害者，男人只知道把权力当作男子

1　罗伯特·霍普克，《男人的梦境，男人的治愈》，第 12 页。

气概的证明。[1]

因此，中年之路上的男人必须重新成为孩子，面对被权力所掩盖的恐惧，并重新提出那些古老的问题。这些问题看起来很简单："我想要什么？我有什么感觉？我怎么做才能让自己感觉良好？"现代男人很少允许自己奢侈地问这些问题。于是，他们一边步履沉重地去上班，一边梦想着退休后在某个奢华球场打高尔夫，并祈祷这一天在心脏病发之前到来。除非他能谦逊地问这些简单的问题，让自己的内心说话，否则他是没有任何机会的；他会成为自己和他人的恼人伙伴。

类似地，许多女人也被剥夺了权力，她们天生的力量被内心消极的声音所侵蚀。负面的阿尼姆斯紧绷喉咙，在她们耳边低语："你不能这样做。"阿尼姆斯代表了女人的创造能力，她们过自己的生活、实现自己梦想的能力，但它躲藏在一系列阴影之下，比如母亲的榜样、父亲的鼓励（或打击）和社会所提供的狭隘角色。在传统上，女性总是被告知通过丈夫和儿子的成就来获得满足感。

我读过的最伤感的评论之一来自玛丽·本森（Mary Benson）的日记，她是一个彻底的维多利亚时代女性，作为坎特伯雷大主教爱

1　正如尤金·莫尼克（Eugene Monick）在《菲勒斯：男性的神圣形象》(*Phallos: Sacred Image of the Masculine*)和《阉割和男性愤怒：阳具的伤口》(*Castration and Male Rage: The Phallic Wound*)中所指出的，父权制及其对权力、等级思维和攻击性的强调，是那些感觉自己缺乏阳刚之气的人的避难所。这样一来，他们既伤害了女人，也伤害了其他男人。

德华（Edward）的妻子，被婚姻和教会的双重制度所束缚。当爱德华去世后，玛丽开始与自己相会：

> 我有一种糟糕的感觉，我整个人生都源自并在回应各种永不停歇的要求。我的内心没有任何东西，没有权力，没有爱，没有欲望，没有主动；他拥有我的所有，他的生活完全支配着我的生活。上帝啊，给我点个性吧。我想有点个性。怎么把它和寻找自我联系起来？我感觉自己一直过着一种浅薄的生活，既不是有意为之，也不能说完全错了。但是，我和爱德华这样一个占主导地位的人在一起……再加上这个职位的巨大要求，我怎么可能找到自我呢？我似乎只是一个回应的服务器，没有内核。但我必须有一个核心。[1]

读者们，你们的内心是否受到了震动？你们是否也过着和玛丽一样的生活？虽然她的评论令人伤感，考虑到当时的教会权力，也是可以原谅的，但最终她必须承担责任。个性不是由上帝赐予的；个性是通过每天与怀疑和反对的魔鬼抗争而得到的，如果不这样做，等待我们的将是抑郁和绝望。

现代女性不再受性别角色的定义，但她们要为平衡事业和家庭而英勇奋斗，曾经的梦想已经所剩无几。一个女人在中年时，通常

1　凯瑟琳·摩尔（Katharine Moore），《维多利亚时代的妻子》（*Victorian Wives*），第89—90页。

只剩下丈夫和孩子，孩子必然忙碌于自己的生活，丈夫则被工作所占据，或者被他的阿尼玛所投射的新欢所俘。也许有人会说她有权感受到背叛和遗弃，但话说回来，如果她能早点有意识地预见并为这些事做准备，她可能会迎来全新的自由。

我认识一位父亲，他在女儿上大学时对她说："考虑到现在的离婚率，以及男人更短命的事实，你有 80% 的概率会独自生活，不管你有没有孩子要抚养，不管你有没有经济能力。因此，你最好有自己的职业，有足够的自尊，这样你的价值感就不必依赖于身边的男人。"这些话不是乐观的话语，不是早点结婚的告诫，不是辈辈相传的鼓励依赖。这位父亲并不享受说这番话。这番话唯一的优点就是它的真实。

当女人在中年感觉被遗弃时，她的内在小孩很快就会"浮出水面"。这是一次痛苦的经历。如果她寻求治疗，第一年将用来发泄悲伤和愤怒，克服怀疑，接受我们并没有和世界签下心照不宣的契约这一事实。在第二年，她将为新生活积蓄能量。如果她缺乏经济独立所必需的教育或工作技能，她会尽其所能去获得它们。从集体的角度来看，她有充分的理由觉得自己被利用了；在心理治疗中，她可能会承认自己的无意识共谋。

对许多身处中年之路的女性来说，现在是时候实现与自己的约定了，这是多年前就已发出却被错过的邀请。当脱下养育者的罩衣，女性必须重新询问她是谁，她想用她的生命做什么。除非她意识到阻碍自己的各种内在力量，以及从父母和文化中获得的情结，否则她无法解决这些问题。[1]

阿尼姆斯的负能量会侵蚀女性的意志、自信和自我信念。阿尼姆斯作为正能量，代表着权力，代表着为自己想要的东西而战的能力，代表着生命力的主张。阿尼姆斯作为正能量很少是被赐予的，它是通过努力得到的。鼓起勇气，重新定义自己，重视亲密关系，但不被关系所限制，这是中年女性的一项任务。

中年外遇

有时，内心力量会以复仇之势崛起，使我们根本无法招架。据报道，外遇的发生率在 50% 左右，男性略高于女性。[2] 我想，他们当中很少有人会在早上醒来时说："我今天要把我的生活搞砸，哪怕伤害我的伴侣，伤害我的孩子，失去我为之奋斗的一切。"但这确实发生了。

1　许多优秀的著作阐述了阿尼姆斯发展和基础女性特质之间的平衡，如：琳达·伦纳德（Linda Leonard）的《受伤的女人》(The Wounded Woman)，探讨了父女关系的影响；凯西·卡尔森（Kathie Carlson）的《她的形象：受伤的女儿寻找母亲》(In Her Image: The Unhealed Daughter's Search For Her Mother)，讲述了母女之间的关系；还有玛丽·伍德曼（Marion Woodman）的《完美上瘾》(Addiction to Perfection)、《怀孕的处女》(The Pregnant Virgin)和《被蹂躏的新郎》(The Ravaged Bridegroom)。

2　此书首版时间是 1993 年，这里反映的应是当时的情况。——译者注

　　不管第三者事实上有什么优点，他或她肯定都是投射的对象。正如婚姻是内在小孩需求的主要载体，当伴侣被证明只是个普通人时，第三者就成了阿尼玛或阿尼姆斯投射的全新对象。就在我写这本书时，某位知名女演员宣布了她的第八次婚姻（也可能是第九次了）。我衷心祝福她，但我知道，她这么大年纪了，仍然在投射。她现在选择的是一个比她小 20 岁的壮小伙。我还得知一个 48 岁的男人爱上了一个 21 岁的女孩。我看见他的小船正驶向尼亚加拉大瀑布，但我知道说什么也阻拦不了。当然，我没见过这个年轻的女孩，也不知道他的妻子有多唠叨，更不能想象他是不是感觉重生了。无意识的力量有时比逻辑、传统和法律更要求尊重。

　　弗洛伊德曾要求他的病人，在分析期间不要做任何重大决定，例如结婚、离婚或换工作。也许这在理论上是合理的，但生活在继续，情绪在发生，决定刻不容缓，我们必须在现实世界中正常运转。不管投射会不会消解，不管一个人是否被自己困住，生活从未停止，选择已经做出。当我为夫妻提供治疗时，如果没有第三者，我总是会松一口气，因为我知道他们还有机会真诚地处理婚姻问题。如果这段婚姻失败了，我们就直接承认这一点，而不是将问题转移到另一条轨道上，也就是外遇所体现的投射。如果人们正在经历外遇，我会敦促他们尽量暂停联系，以切合实际地看待自己的婚姻。有时，这个策略是有效的，丈夫或妻子能够切实地处理婚姻问题。但大多数时候，我都是在浪费口舌。被无意识支配的个体是不可能注重实际的。

中年外遇的真正力量在于，它会将人拉回到成年早期的黄金时光。我常听到女人抱怨丈夫和一个甜美的年轻女孩有染，我也看到过一些女性和年长的男人交往。这告诉我们什么？这表明阿尼玛发展不充分的男性，会被类似水平上的女人所吸引；这还表明阿尼姆斯发展不充分的女性，会被拥有世俗权力的年长男性所吸引。男人和女人都缺乏成年仪式，无怪乎这么多人在寻求人生指导，甚至让爱人指点迷津。男人追逐年轻的女性，反映了他们不成熟的阿尼玛；女人仰慕有地位或年长的男性，是对她们自身阿尼姆斯发展不足的补偿。难怪外遇具有这么大的"神圣性"[1]（numinosity）。它实际上拥抱了一个人失落的灵魂。然而，外遇往往会带来更多的悲伤和丧失。睿智的心理治疗师梅·罗姆（Mae Rohm）曾说过："你所得到的麻烦不值得你这样做。"[2]但是，你试着把这话告诉一个正发生外遇的人，试着告诉一个被配偶外遇所伤害的人，他们才不会相信。

前面讲过，第一个成年期的婚姻模式是追求合一，现在我们明白了，亲密关系究竟有多么复杂。亲密关系的存在本身就令人惊讶。鉴于强大的无意识力量、投射、父母情结等，一个人怎么可能

1　荣格对 numinosity 的解释是具有一定神秘性的力量，如情结或原型中所固有的一种品质，独立于自我意志而发生作用。——译者注
2　私人交流。

会与另一个人诚实地建立关系？一开始，我们可能会说，放眼过去，人们做得挺好；然后我们被迫承认，根据历史和自己的经验来看，他们做得也不怎么样。亲密关系从来都是一团巨大的，令人困惑、伤心的混乱。

我倾向于把人看作一个多面体，一个有很多面的球体，而不是作为融合模型的一半在寻找另一半。即使完美小姐和了不起先生在一起，也不可能将两个多面体的所有面都对齐，最多只能对齐其中的一些。这是外遇的理由吗？是的！但这是一个坏理由。我知道一些所谓的开放式婚姻，有些是由极度清醒的人经营的，最后全都以失败告终，部分原因在于，不管协议是多么理性，人总是有情感的。即使在最理性的契约中，也会存在嫉妒、渴望和竞争。因此，如果多面体的比喻合理的话，那么我们只能将其中几个面与某个人匹配。诚然，这为结交不同的朋友提供了理由，但这只有在不涉及爱情的情况下才是可能的。

承认我们是一个多面体，虽然可能威胁到伴侣，但却解放了我们自己，这也可能是发展的契机。对于处于第一个成年期的人们来说，另一半是最主要的支持来源，多面体模型是一种威胁。自然地，考虑到内在小孩及其各种需求，解决方案存在于外部，"会有一个'外人'来治愈和修复我"。但是，当一个人经历了外遇的兴奋、疲惫，以及最终的沮丧，他可能会质疑这一切意味着什么。在这么多人都有外遇的情况下，人们必然会说这种模式意义重大。我认为，这种意义既是弥散的（在情绪上）又是非常明确的（在概念上）。

中年外遇的意义是迫使我们回到过去，拾起自己成长过程中落下的东西。由于未被发展的东西在意识之下躁动，所以它仍然是未知的。在无意识的神秘扫描中，这些未被发展的东西被投射到一个"情投意合"的人身上。我们寻求的是完整，是完成。这种对完整性的追求有什么可惊讶的？但是，你试着把这些解释给一个坠入爱河的人听！外遇会继续下去，因为浩瀚的未知依然存在。是的，外遇中的第三者也有可能被证明是一个绝妙人选，是真正的灵魂伴侣。如果他或她没有一些这样的特质，那么投射一开始就不会发生。如果这种新的关系能够幸存下来，那么我们有可能整合了第一个成年期缺失的东西。我们可能非常幸运，也可能会大失所望。

也许最困难的任务是，学会接受和肯定自己在关系中的分离性。在我们的讨论中反复出现的主题是，一个人除了对他人做出热切回应，还必须对自己的幸福负责。可以肯定的是，即使我们获得了更高的独立性，依恋需求仍然存在。外遇能够满足一个人在婚姻中未被满足的需求，而婚姻则因未被满足的需求而充满怨恨和愤怒。世界上最简单的事就是埋怨他人。有外遇的人经常会说："我可以跟你说，但我跟家里那个人没法说。"

　　事实上，一个人跟伴侣说的话要比跟一个相对陌生的人说的话多。只是婚姻中的对话已经被压抑、重复和失望所包裹，以至于我们放弃了在伴侣的平凡中遇见"他者"的希望。此外，外遇中的神秘"他者"无疑吸引了我们的多面体自我中未发展部分的投射。当一个人与自己灵魂的倒影相遇时，会有一种"上天安排"的感觉，这时，婚姻几乎是没有胜算的。因此，夫妻双方必须有强大的意志力，从外遇中抽身出来，把那些失去的时光，那些未曾尝试的对话，带回到最初的伴侣关系中。

　　我见过太多的人，只有到了治疗室或离婚法庭上，才开始真正分享感受、愿望和从前的伤痛。与其说婚姻失败了，不如说从未真正尝试过。如果像尼采所说，婚姻是一场伟大的对话，那么大多数婚姻都不合格。很少有人真正分享自己的内心感受，对另一半诉说自己的心事。人们一起生活、生儿育女、共同养家，却从未真正理解伴侣的神秘性。这样的局面令人感到无比悲伤。

　　婚姻完全有可能进入中年之路的漩涡，如果（我是说如果）夫妻双方愿意再次"分离"，并就这种分离彼此对话，那么它就会解构和重组。我们必须承认这样一个悖论：要使婚姻水乳交融，首先必须有更大的分离。婚姻治疗可以解决冲突，识别和纠正不良策略，并制定一项成长的议程。这些显然很重要，有助于提升婚姻的体验；但只有婚姻中的个体改变了，真正的新生才会开始。在关系发生转变之前，每个人都必须成为一个更完整的个体。一段婚姻不会比身处其中的任何一个人更好。

因此，中年婚姻的转变包括三个必要的步骤：

（1）双方必须对自己的心理健康负责。

（2）双方必须承诺分享自己的经验世界，不因为过去的创伤或未来的期望而埋怨对方。同样，他们也要不带防御地努力倾听对方的经验。

（3）双方必须承诺长期保持这样的对话。

这三个步骤要求很高。而另一种选择是，婚姻要么磕磕碰碰，要么解体。敞开的对话是长期承诺的意义所在。不管有没有结婚宣誓，真正的婚姻都离不开敞开的对话。只有敞开地对话，充分分享做自己的感觉，同时倾听对方的内心感受，才能实现对亲密关系的承诺。而一个人只有对自己负责，有一定的自我意识，并有足够的弹性来承受与"他者"的真实相遇，他才能参与敞开的对话。

爱上另一半的特性是一件非凡的事，因为一个人由此进入了关系的真正奥秘，在这个奥秘中，一个人被带到了第三个空间——不是你加我，而是我们，是超越彼此的共同体。

父母情结的影响

前文提到，中年之路的特征之一，是个体与父母的关系发生了改变。我们不仅在新的赋权背景下与父母打交道，同时还看到了他们的衰落；但更重要的是，我们学会了把自己与父母区别开来。也许在中年，没有什么任务比摆脱父母情结更重要了；原因很简单，父母情结强烈地影响了前面提到的虚假自我，即在第一个成年期形成的临时人格。除非我们意识到第一个成年期的特征是反应性而不是生成性的，否则我们并不会真正成为自己。

　　无论一个人的童年经历是糟糕还是美好，这个世界的力量都是"外在的"，在那些大人身上。小时候，看到父亲从他手上拔出鱼钩，既没有畏惧也没有哭泣，这让我惊讶不已。我得出结论，要么是成年人对疼痛不那么敏感，要么更有可能是，他知道如何处理自己的疼痛。我希望他能教我那些奇妙的技巧，因为我知道自己多么害怕疼痛。

　　同样，在对青春期一无所知的情况下，我注意到，八年级过后，那些大孩子突然发生了身体上的变化，去了一个叫作高中的地方，并对世界有了我所缺乏的了解。我不知道这种神秘的转变是如何发生的，但我猜想，有人把这些年轻人带到一边，教他们如何成为大人。我偶然发现，我们需要成年仪式，这些仪式帮助过我们的祖先，却在我们这个时代消失了。读者可能和我一样失望：我们愉快地进入成年人的世界，却没有得到任何启示，而是发现脸上长满粉刺，遭遇性困惑，并逐渐意识到大人也不懂任何魔法。

　　因此，第一个成年期的形成，不是基于我们对自己和外界的了解，而是基于我们对父母及各种体制的指导或模式的依赖和困惑。正如大卫·瓦格纳（David Wagoner）[1] 在《单面英雄》（*The Hero with One Face*）中所写：

> 我选择了，被告知要选择的：
> 他们温柔地告诉我，我是谁。
> 我等待着，不知该学些什么：
> 此刻，再次失明，宛若初生。[2]

　　人到中年，必须解决父母情结在几个方面的影响。首先，在最本质的层面上，教养的经验是关于生活本身的原始信息——它是支持性的还是伤害性的，它让我们感到温暖还是冷酷。父母的形象缓解还是加剧了孩子与生俱来的焦虑？这就是个体核心焦虑的形成，它是我们所有态度和行为的基础。

　　其次，亲子经验是个体与权力和权威的初次接触。人到中年，找到自己的权威是当务之急；否则，后半生仍被童年的变化无常所支配。我们依靠怎样的权威（规范性价值观）来生活？是谁在命

1　大卫·瓦格纳（1926—2021），美国西北部诗人，著名诗人西奥多·罗特克（Theodore Roethke）的学生，华盛顿大学名誉教授，曾任《西北诗刊》（*Poetry Northwest*）编辑。——译者注
2　大卫·瓦格纳，《立足之地》（*A Place to Stand*），第23页。

令我？大多数成年人都花费很多时间来"检查"（checking in），因此，一个人必须努力抓住内心所有的对白，并使之意识化。一个人要向头脑中无形的存在咨询或请求允许多少次？内心的对话比人们想象的更根深蒂固、更隐蔽。那个"检查"的"我"是谁？"发号施令"的又是谁？这些内在的权威，很可能是母亲、父亲或他们的代理人。

这种"检查"的反射性质令人震惊。只有当一个人因某个决定或冲突感到苦恼时，才会注意到它，进而与之对抗。

如果一个人能够停下来，扪心自问："此刻我是谁？我有什么感觉，我想要什么？"那么，他就不是在反射模式中，而是活在当下。"检查"的潜在本质是一个人生活在过去。我认识一个人，每当他要吐露一些私事或谈论别人时，就会小心翼翼地张望，甚至在私密的治疗会谈中也如此。他称这是"德国式回望"（the German glance）。他在纳粹时代长大，像他同时代的人一样，学会了在说任何私事或可能违反权威的话时都要回头张望。尽管已经过去了50年，离他年少时的居住地有四千英里，但他的身体和心理仍然记得要"检查"。可见，我们都会反射性地向过去生活中的权威"报到"。

宗教指令对许多人起着这样的作用，他们充满了罪疚感，因不能自由地表达情感而显得极不成熟。我曾见过一些专制和无意识的神职人员，他们对人们造成的伤害可能比带来的益处更多。罪疚感和被社群排斥的威胁，对个人的发展具有强大的威慑作用。[古人认为流放是对一个人最严厉的惩罚，这绝非偶然。正统的犹太人吟唱卡迪什（Kaddish），为死者祈祷，为离开社群的人祈祷；阿米什人（Amish）则"回避"那些离群的人。]从群体中被流放是来自权威的巨大威胁。没有一个孩子能够承受没有父母的认可和保护，所以他会反射性地学会抑制自然冲动。这种对被排斥的焦虑的防御，被称作"罪疚感"（guilt）。失去家庭的威胁如此之大，失去父母的恐慌如此之强，以至于所有人都在某种程度上持续地"检查"。不管我们的身体有没有移动，"德国式回望"都发生在我们身上。

如果没有能力活在当下，做一个自我定义的成年人，那么一个人就仍是过去的囚徒，与自己的本性和成年人格相去甚远。意识到这种不真实性，起初会令人沮丧，但最终会让人解脱。承认内心对外界权威（投射到了伴侣、老板、教会或国家身上）的依赖，是多么令人羞愧。即使在今天，选择自己的道路也常常显得可怕。正如一位分析家最近说道："我曾被告知，考虑自己就是自私。直至今天，当我提到'我自己'或使用'自我'这个词时，我仍然感到内疚。"

与处理父母情结和争取个人权威相对应的是，一个人把自己的身份认同投射到子女身上。许多父母都将他们未曾实现的生活投射到孩子身上。前面提到有许多表面上望子成龙和望女成凤的父母。

诗人西尔维娅·普拉斯（Sylvia Plath）[1]自杀后，她的母亲甚至试图经营女儿的事业。孩子经常从这样的父母那里收到矛盾的信息。"你成功了会让我高兴，但不要太过成功，以至于把我抛在脑后。"因此，孩子体验到父母的爱是有条件的。

父母对同性孩子的身份认同通常是最强烈的，尽管他们经常会无意识地通过异性孩子来实现阿尼玛或阿尼姆斯。正如盖尔·戈德温（Gail Godwin）[2]在《忧郁父亲的女儿》（*Father Melancholy's Daughter*）中描述的那样，许多男孩不得不承担母亲的抱负，许多女孩不得不背负父亲的阿尼玛。这种投射的极端情况表现为性虐待，在这种情况下，父母的阿尼玛或阿尼姆斯的功能是幼稚的。

父母是充满爱心地养育和保护子女，还是不恰当地借由孩子来生活，两者之间似乎只有一线之隔。正如荣格所指出的，孩子最大的负担就是父母未曾实现的生活。例如，当父母的生活被焦虑所阻碍时，孩子会发现自己也很难克服阻碍，甚至可能会无意识地忠于父母的发展水平。但是，过着自己生活的父母就不会无意识地嫉妒，也不会将期望和约束投射到孩子身上。父母越个体化，孩子就

1　西尔维娅·普拉斯（1932—1963），美国自白派诗人代表，继艾米莉·狄金森（Emily Dickinson）和伊丽莎白·毕肖普（Elizabeth Bishop）之后最重要的美国女诗人，曾多次尝试自杀。1963 年，她最后一次自杀成功时，年仅 31 岁。——译者注

2　盖尔·戈德温（1937—　），美国著名作家、学者，作品曾三次提名美国国家图书奖，并有五部作品登上《纽约时报》畅销榜。——译者注

越自由。诗人 E. E. 卡明斯（Edward Estlin Cummings）[1] 描述了这样一
种关系：

> 没有什么比真实更重要的了
> ——我说，尽管仇恨是人们呼吸的原因——[2]
> 因为我的父亲活出了他的灵魂
> 爱是他的全部，胜过一切。[3]

　　林肯曾说过："既然我不愿做奴隶，我也就不愿做主子。"[4] 我们
希望父母赋予我们做自己的自由，我们也就必须给孩子这样的自
由。我们为做自己而努力奋斗，常常希望父母能意识到我们从一开
始就注定要分道扬镳。所以，我们必须给予孩子自由。据观察，青
少年与父母之间的摩擦是打破相互依赖的自然方式。当孩子上大
学、找工作或结婚时，虽然大多数父母都感到很高兴，但许多人仍
然感到丧失了一部分自我，而这部分与孩子紧密相关。我认识一些
父母，他们每天都给已成年的子女打电话，有时一天打好几次。这
是一种心照不宣的相互依赖，而且对子女没有任何好处；它阻碍了

1　E. E. 卡明斯（1894—1962），美国著名诗人、画家、评论家、作家和剧作
家。——译者注
2　原文如此，前后各有一个破折号。——译者注
3　卡明斯，《我父亲经历了爱的末日》（"My Father Moved Through Dooms of
Love"），《1923—1954 年诗选》（*Poems 1923-1954*），第 375 页。
4　《林肯宝典》（*The Lincoln Treasury*），第 292 页。

后者对第一个成年期的掌控。

许多父母对孩子感到失望，因为他们没有上对的大学、没有和对的人结婚，或者没有拥护正确的价值观。父母越是将孩子视为自己的延伸，而不是可以独辟蹊径的生命，就越容易感到失望。如果我们真的爱孩子，能为他们做的最好的事情，就是尽可能地让自己个体化，这样他们才能自由地做同样的事。

与流行的假设相反，分析师并没有制订患者应该如何个体化的计划。分析师试图促进患者的内心对话，相信自性的声音将会显现，并希望患者相信自己的内在真实。这种方法将患者视为值得尊重的人，能使神秘的召唤现身，而这种召唤的展开就是生命的目的。我们也应该如此对待孩子，他们值得与众不同，他们对我们没有任何义务；他们不是来照顾我们的，我们才是要照顾自己的。就像在婚姻中一样，我们的任务是爱上另一半的特性。

为自己没有成为完美父母而感到内疚，或者试图保护孩子免受生活的考验，这对孩子都没有好处。渴望控制孩子，让孩子活出我们未竟的人生，让孩子复制我们的价值体系，这些都不是爱；这是自恋，它阻碍了孩子的人生旅程。一个人个体化已经很难了，为什么他还要承担我们的需求？在中年之路上对孩子放手，不仅对他们有帮助，对我们来说也是必要的，它为我们进一步的个人发展释放了能量。

　　人到中年，另一个必须面对的父母情结的方面是，我们与父母的关系如何影响自己的亲密关系。孩子所接触的亲密关系模式具有关键性的影响。青春期的孩子通常会认为，他或她会选择与父母不一样的伴侣，采用不同的相处模式，从而避免父母婚姻的困境。再往深处猜，只要父母情结在起作用，人们就会选择同一类型的人，或是完全不同类型的人。只有随着时间的推移，这一点才会变得明显。

　　因此在中年时，意识到自己比想象中更像父母，自己的关系遵循着熟悉的模式，我们会感到震惊。也正因为如此，在中年时改变自己，可能需要认真审视自己的亲密关系。我们内在的改变往往需要关系中的附带变化，无论伴侣是否有相同的倾向。可悲的是，有时父母情结的影响过于深刻，以至于不可避免地"污染"了婚姻。（父母情结对婚姻的影响，类似于军方描述平民伤亡时所说的"间接伤害"。）

　　回想一下荣格关于情结的概念。情结代表了心灵中充满情绪的能量群，部分从自我中分离出来，因此可以自主运作。情结本质上是一种情绪反射，其影响力取决于源头的强度或持续时间。尽管我们倾向于关注生活中消极的情结，但也有些情结是非常积极的。毋庸置疑，父母情结非常强大，因为他们在早期生活中扮演着重要的角色。也许通过一位诗人的作品，可以戏剧性地说明积极和消极的父母情结。

　　许多现代诗人已经抛弃了文学前辈所持有的观念，即他们可以表达整个时代的精神。相反，他们倾向于反思自己的个人生活，在那里寻求某种意义，并希望通过文字的力量来触动他人的生活。这样的诗通常被称为"自白"（confessional），既因为个人而私密，又因为人类相同的境况而普遍。现在，让我们以美国当代诗人斯蒂芬·邓恩（Stephen Dunn）[1] 的三首诗为例。第一首是《家务事》（" The Routine Things Around the House"）：

> 母亲去世时，我想，
> 我要写一首悼亡诗了。
> 真不可原谅
> 但后来我原谅了自己
> 就像被母亲深爱过的儿子
> 能做的那样。
> 我凝视着棺材
> 知道一辈子很短，
> 要是有几辈子多好
> 重温甜蜜的回忆。
> 很难确切地知道

1　斯蒂芬·邓恩（1939—2021），美国诗人和教育家，出版了 21 本诗集，曾担任过职业篮球运动员、广告文案员、编辑和创意写作教授。——译者注

如何让自己走出悲伤，

但我记得12岁时，

1951年，在这个世界

展露面目之前。

我问母亲(颤抖着)

能否看她的乳房

她带我进了房间

没有尴尬或害羞

我盯着它们看，

不敢要求更多。

多年后的今天，有人告诉我

没有母爱的巨蟹座人

注定不幸，而我，一个巨蟹座，

再次感到福分。多么幸运

曾有位母亲

给我看了她的双乳

那时候，我同龄的女孩

乳房发育得各有千秋，

多么幸运

母亲没有挫败我

一切恰到好处。

如果我要求碰触，

或许还会吮吸，

　　她会怎么做？

　　母亲，已故之人

　　她让我能够

　　轻易爱上女人，

　　这首诗

　　献给

　　我们逗留的地方，献给

　　我们完美的缺憾

　　献给你守口如瓶，

　　在屋里屋外

　　开始做家务。[1]

　　在这里，邓恩显然是在处理母亲情结，因为他不仅记得过去，而且能够看到它对现在的影响。意识到这些经历及其无声的影响，是中年之路上的一项必要任务。

　　在这首诗中，我们可以看到一位母亲在许多方面的积极影响。首先，在感受到母爱之后，诗人能够接受甚至原谅自己。只有得到父母的肯定，我们才能够爱自己。其次，诗人意识到他对女性的初次体验如此积极，因此他可以将这种信任和爱过渡到其他女性身上。很明显，他在这里踏上了危险的境地，甚至作为一个孩子冒险

1　斯蒂芬·邓恩，《不在跳舞》(Not Dancing)，第 39—40 页。

进入了禁区。接触"他者"就像造访一个陌生的星球。如果一个人的初次接触得到了支持和鼓励，那么以后的接触大抵也会如此。母亲情结的前两个影响是被爱的体验和与"他者"的神秘相遇，第三个是母亲所具有的智慧。例如，她知道在不破坏神秘感或隐私的情况下，如何尊重孩子的求知欲。还需注意的是，诗人回忆的是基于一个普通的情境，这意味着其非创伤性以及在心理上积极的影响。

除了维护孩子的安全，父母最深层的角色是原型。也就是说，无论孩子在父母身上体验到什么，父母都是孩子的榜样，并激活了孩子自身相似的能力。

自然，父母往往也是"不完整"的父母的孩子，只能示范和传递自己有限的经验。因此，受伤的、残缺的灵魂遗产代代相传。孩子的两大需求是养育和赋权。养育意味着这个世界为我们服务，与我们达成妥协，在身体和情感上支持和喂养我们。赋权意味着使我们能够迎接生活的挑战，并为自己渴望的东西而奋斗。虽然父亲或母亲都可以提供养育和赋权，但在原型上，养育与女性原则有关，赋权与男性原则有关。

在一组名为《遗产》（"Legacy"）的长诗中，邓恩追溯了他父亲在家族故事（mythos）中的角色演变。第一首诗的标题是《照片》（"The Photograph"），代表了孩子与潜在赋权原型的相遇。

我父亲在"斯塔恩船长"[1]，

大西洋城的一家餐厅。

那是1950年，

我11岁，也在那里。

他卖了很多冰箱，

比任何人都多。所以我们在那里，

一切都是自由的。

在屋里的人开始窃窃私语之前，

在传唤证词之前，

在生活被毁之前。

父亲在微笑。我也在微笑。

在我们面前，

有一碗小虾。

我们穿着相同的衬衫，

短袖上有小帆船。

这是在粗俗和幸福之间

开始产生差异之前。

很快我会起身

弟弟仍挨着他坐。

妈妈会按下快门。

---

1 "斯塔恩船长"（Captain Starns），大西洋城历史上最著名的餐厅之一，也是美国 20 世纪最著名的海鲜餐厅之一。——译者注

我们相信公平，

我们依然相信美国

就像祈祷，就像圣歌。

虽然父亲头发逐渐稀疏

但从他的脸色看，

什么也阻挡不了他。[1]

从这些诗句中，我们可以感受到诗人的怀旧之情（nostalgia）。相机捕捉到了一个瞬间，那个瞬间的真相，并不是唯一的真相，但仍然是个真相。这个世界该如何衡量？对诗人艾略特来说，"我们用咖啡勺、我们唯一的纪念碑、混凝土公路和无数丢失的高尔夫球，来衡量我们的生命"[2]。而对这位父亲来说，对这个孩子来说，是比别人的爸爸卖掉更多的冰箱。即使失去了童年，失去了虔诚的美国，但"从他（父亲）的脸色看，什么也阻挡不了他"。我们能感觉到父亲将生活的真相传递给了孩子，即使母亲通过揭示神秘使这个未来之人得到解脱。

没有目睹过这些神秘（真相）的孩子步入成年后会有多么不同呢？当父母的榜样是谨小慎微、恐惧、偏见、依赖、自恋和无能为力时，子女的第一个成年期就会被这些信息所支配，或者不顾一切

1　斯蒂芬·邓恩，《不在跳舞》，第 41 页。
2　艾略特，《诗歌和戏剧全集》（*The Complete Poems and Plays*），第 5 页。

地寻求补偿。将自己的认知与父母的信息分开，是我们进入后半生的必要前奏。

　　邓恩的另一首诗阐明了梳理关键问题的任务。"我在哪些方面像我的母亲？""我与母亲有哪些不同？""我有多像我的父亲？""我与父亲有何不同？""谁对我的影响更大？""事情发生时，另一个人在哪里？""若在不同时空，我的人生旅程会有何不同？"这些都是必要的问题。答案不一定立即呈现，因为激发我们的东西往往是无意识的，我们只能通过重复、治疗或顿悟来辨别其中的模式。在十年后写的第三首诗《无论如何》（"Regardless"）中，邓恩开始了这一过程。

　　　　有一次，飓风来袭
　　　　父亲带我去洛克威
　　　　看大海的翻腾，
　　　　这让母亲很生气，她的爱
　　　　是周全的，是袒护的。
　　　　我们看到木制防波堤崩塌，
　　　　看到海水涨到了木板路上，
　　　　感受到了海浪的狂野。
　　　　那天晚上：晚餐时很沉默
　　　　一场更冷、更熟悉的空气风暴来临。
　　　　父亲总是因令人愉快的错误

惹来麻烦。

母亲警觉地等着它们，

就像被压迫者

等待他们的历史性时刻。

工作日，六点过后，我会骑着自行车

到舰队街小酒馆，

叫他回家吃晚饭。他所有的朋友

都在那儿，兴致勃勃的孤独的爱尔兰人，

充满了欢声笑语。

他在那儿令人羞愧，催他回家令人羞愧。

那时我只是一个小男孩

一个学会了爱上风的人

无论如何，风都会走自己的路。

我以为当时发生的情况

就是伤害。[1]

　　我们再次看到，父亲为孩子揭开了生活的奥秘，在风暴肆虐的大海面前，父亲是精神领袖，指引我们走近奇观。母亲的保护意识虽然周全，但也意味着束缚，是另一种形式的爱，也是孩子所需要的。于是，两种形式的爱（eros）在餐桌上碰撞，孩子夹在中间。飓风的隐喻暗示了其他更黑暗的风暴。因此，孩子夹在父母中间，

1　邓恩，《世纪末的风景》（*Landscape at the End of the Century*），第33—34 页。

叫父亲回家令人羞愧，成为传话筒也令人羞愧。羞愧是孩子内化的记忆，关于夹在父母之间、爱着双方、需要双方的记忆，是无论如何也要跟随内心的风的记忆。多年以后，这些发生的事情被识别为伤害。我们要问：伤害了什么？有什么影响？这在今天是如何影响你和其他人的？其他的诗也揭示了其他的问题。

只要一直保持无意识状态，我们就会继续背负着父母的悲伤、愤怒或未实现的生活。羞愧也是如此，因为羞愧意味着一个人觉得自己与他人的创伤有牵连。最后，我们只能根据一个人的品质来评判他，但这并不意味着他对自己和他人没有造成伤害。在斯蒂芬·邓恩的这三首诗中，我们看到了积极和消极的父母情结在起作用。再次强调，情结是不可避免的，因为每个人都有过去。我们过去没有意识到的东西，会渗透到现在，会决定我们的未来。我们感受到被滋养的程度，直接影响了我们养育他人的能力；我们感受到被赋权的程度，直接影响了我们过自己生活的能力。我们能在多大程度上冒险建立关系，乃至想象它是支持性的而不是伤害性的，这是我们和父母情结的有意识对话的直接结果。

许多人的父母都曾受过伤害，他们无法满足我们对养育或赋权的原型需求。在中年时期，研究这段个人的历史很有必要。我听到有人说，心理治疗就是把自己的痛苦归咎于父母，其实不然；我们对人类心理的脆弱性越敏感，就越有可能原谅父母造成的伤害。最严重的罪行是保持无意识状态，这是我们无法负担的罪过。无论在过去的历史中发现什么创伤和缺陷，我们都有义务养育自己。

自然，要实现我们内心在原型上没有被激活的东西非常困难。但没有巨大的风险，任何事都难以完成；因为我们必须冒险进入一个充满恐惧的未知世界。如果我经历过父母的背叛，就会发现很难去相信别人，因此也更难冒险建立关系。我可能会害怕异性。我可能会破坏自己与他人的关系，甚至从一开始就做出错误的选择。如果我的价值没有得到肯定，我就会害怕失败、避免成功，让自己陷入一个不断逃避生活任务的循环中。即便我觉得脚下无路可走，仍然必须步步向前，一步一个脚印，直至走出一条自己的路。

如果不辨别这些重要信息的来源，不辨别它们源于别人的生活，我们就不会取得任何成就。我们的任务是更充分地生活，如果没有来自早年的明显支持，在某种程度上便不会实现。荣格曾经说过，除非我们能够将父母视为其他成年人，否则我们无法长大；父母在我们的生命中肯定是特别的，也许还曾受过伤，但最重要的是，他们只是那些踏上或没踏上自己心灵旅程的人。当然，我们也有自己的旅程，这足以让我们超越个人历史，发挥全部的潜能。

职业世界：工作与使命

到了中年，没有人需要被提醒经济现实。人到中年，我们肯定都听到过这样的陈词滥调：金钱不是万能的，没有金钱是万万不能的。但是，就像第一个成年期的其他投射一样，金钱到头来只是流通的金属或纸片，虽然有用，但在任何终极意义上都不值一文。因此，每个人都背负着经济任务和经济创伤。对许多辛苦持家的女性来说，经济自由是她们所没有的权利。对许多中年男性来说，承担着孩子的正畸账单和大学学费，经济就像一件紧身衣，根本脱不下来。

为了满足这些现实，大多数人不得不一辈子工作。对一些人来说，工作是一种情感寄托；而对另一些人来说，退休的梦想就像沙漠中的绿洲一样在招手。弗洛伊德认为，工作是健康的必要组成部分。但什么样的工作才算呢？工作和使命之间有很大的区别。工作是我们为了养活自己而不得不做的事情。使命（vocatus）则是我们被召唤用生命能量去做的事情。感受到创造力是个体化的必要部分，而不回应召唤则会损害我们的灵魂。

实际上，我们并没有选择使命，而是使命选择了我们。我们唯一的选择就是如何回应它。使命可能与挣钱毫无关系。有人可能被召唤去栽培其他人。在不提倡艺术的时代，有人可能被召唤成为一名艺术家，尽管遭遇忽视，甚至被拒绝，但仍然坚持不懈。

卡赞扎基斯（Kazantzakis）[1]的小说《基督最后的诱惑》（*The*

1　卡赞扎基斯（1883—1957），希腊政治家、作家、诗人。——译者注

Last Temptation of Christ）就着力描写了这种困境。拿撒勒人耶稣原本只希望像他父亲一样，做一个为罗马当局制作十字架的木匠。他想娶抹大拉的玛丽亚，住在郊区，驾着健壮的骆驼，生两个孩子。但他内心的声音，也就是使命，却召唤他去另一个地方。体验到被父亲抛弃的凄苦后，他面临的最终诱惑是放弃自己的使命，成为一个普通人。当他想象以这种方式生活时，他意识到他会背叛自己，背叛自己的个体化。当他对"使命"俯首称臣时，耶稣最终成为基督。因此荣格说，正确地模仿基督，不是像从前的拿撒勒人那样生活，而是完全地活出个性，活出使命，就像耶稣活成基督那样。[1]［就如圣保禄（St. Paul）所说："我没有成为基督，但基督活在我心中。"］[2]

职业很少是一条笔直的道路，而是充满了曲折和坎坷。有媒体报道，在最近任何一年中，都有近 40% 的美国人更换职业；不只是换工作，而是改变职业生涯。[3]当然，这种流动性和转型，在一定程度上是经济机遇的结果，但也有许多人是为了改变他们的生活。今天，我们活得更久了；没有什么能阻止一个人从事多种职业，每份职业都激活了多面体自我的一个方面。

1　《关于〈金花的秘密〉的评注》（"Commentary on 'The Secret of the Golden Flower'"），《炼金术研究》（*Alchemical Studies*），《荣格全集》第 13 卷，第 81 段。
2　《迦拉太书》（*Galatians*），2：20。
3　此处反映的应是 20 世纪 90 年代美国的情况。——译者注

　　当然，经济上的必要性不能忽视，但也要考虑自己的选择。一个人可以在经济奴役中度过一生，也可以说："这是我谋生的方式，是用来支付账单的；那是我补给灵魂的方式。"例如，我认识一个有哲学硕士学位的人，他每天从凌晨 3 点到上午 8 点负责送报纸。这是一份无须动脑只为支付账单的工作，但在一天剩下的时间里，他是个自由人。他在工作和使命之间找到了平衡，且两者都为他服务。

　　有些人能够把工作和使命结合起来，尽管他们可能要为此付出巨大代价。具有讽刺意味的是，有时强烈的使命甚至要求牺牲自我的欲望。但对使命来说，我们无法提出要求，只能对其臣服。一个人生命的意义，很大程度上来自"俯首称臣"。自我并不主宰生活，它所知甚少。正是自性的神秘，令人惊讶地指引我们变得完整；而我们决定如何使用自己的能量，在生命旅程中起着重要的作用。

　　当认识到并撤回金钱和权力所代表的投射时，我们就不得不扪心自问："我的使命是什么？"这个问题必须被时常提出，我们也必须虚心听取答案。在个体化的过程中，我们可能会被召唤使许多种能量现身。正当达到一定程度的稳定时，我们可能会受到由内而外的破坏，并被召唤转向新的方向。无论我们的社会负担如何，无论我们的经济约束如何，我们都必须不断地问自己："我的使命是什么？"然后，依靠计划、代价和足够的勇气，我们必须找到完成使命的方法。

　　牺牲自我以及它对物质享受和安全感的需求，无疑令人痛苦，但这种痛苦远不及我们回顾生活时对于没有回应召唤的后悔。我们的使命是尽可能地成为自己，我们的任务是找到实现的方法。评判我们的标准，不仅有内心是否善良，还有我们是否勇敢。放弃奋力争取的安全感也许令人恐惧，但它根本比不上否认我们自身使命带来的恐惧。灵魂有它自己的需要，工资和福利并不能满足它。

劣势功能的显现

　　现代世界的复杂性催生了各个领域的专家，以更好地满足其需求。因此，从小学开始，我们就根据能力和资质被分组，并被引向越来越专业化的方向。我们在专业化上走得越远，人格受到的损害就越大，灵魂也就越迟钝。在商业和专业培训的重压下，人文科学的重要性被大大削弱。因此，我们逐渐被狭隘的学术背景所束缚。荣格对神经症最简单的定义是"自我分裂"，即人格的片面性。[1] 这一定义将涵盖我们所有人，特别是因为之前讨论过的后天人格的反应性，也因为西方社会教育过程的本质。我们接受的训练越多，人格就越狭隘。

1　荣格，《人类行为中的心理因素》（"Psychological Factors in Human Behaviour"），《心理结构与心理动力学》（*The Structure and Dynamics of the Psyche*），《荣格全集》第8卷，第255段。

1921 年，荣格出版了一本书，描述了八种人格类型，说明了我们处理现实的不同方式。[1]他的术语"内向"和"外向"已经成为我们的日常语言。思维、情感、感觉和直觉这四种功能，人皆有之，只是比例不同。所谓的优势功能，是我们为了适应现实而本能地求助的功能。类型学（typology）似乎有一个遗传基础，尽管肯定会受到周围人的影响。内倾或外倾的态度描述了我们倾向于将现实视为"内在"还是"外在"来处理。因此，一个外倾感觉型的人，很可能会被外部世界所吸引，成为一名工程师或厨师；而一个内倾思维型的人，可能会成为一名学者，但绝对不擅长做推销员。

我们的优势功能通常很早就出现了，而且我们都倾向于尽可能地使用这些功能。此外，如上所述，我们很快就会根据我们所擅长的领域被分类，并进一步蜷缩进自己的专业领域。我们接受的训练越多且越成功，视野和人格也就越狭隘。社会为此奖励我们，而我们也串通一气，因为遵循我们的优势功能，比使用那些笨拙的或回报较少的功能更容易。[2]

优势功能的概念并不意味着更好，仅仅意味着更发达和更多地

1　荣格，《心理类型》（*Psychological Types*），《荣格全集》第 6 卷。

2　这里关于类型学的讨论相对肤浅，感兴趣的读者可以阅读参考文献中的推荐书目。在确定人格类型的若干测试中，最简单的就是问问自己生活中哪些领域容易，哪些领域相对困难。喜欢修理汽车或记录收支平衡的人，一般不会喜欢阅读推理小说；同样，善于与人交往的人，对设计电脑软件这种孤独的工作也几乎没什么兴趣。

被利用。劣势功能是指人们最少求助的处理现实的模式，也是让一个人感觉最不舒服的模式。一个思维型的人不是没有情感，但审视事物的含义，如何理解它，如何处置它，是思维型发挥作用的自然方式。这个人的情感生活会以更原始、更简单的方式展现出来。

在中年之路上，心灵中不太发达的部分会要求得到关注。荣格认为弗洛伊德是一个情感型的人。他用聪明的头脑想出许多合理化的方法，来为他充满激情的情感辩护。当他的同事提出异议并离去时，他认为他们是精神分析的叛徒。他没有冷静地阐述他的理论并将其交给众人评判，而是用它们来捍卫对生活的情感导向。与之相反，荣格是一个外倾直觉思维型的人，他的思维范围涵盖了精神分裂症、炼金术和飞碟等主题。他拥有直觉型的"发散思维"，但缺乏感觉型的顺序逻辑。为了增进他的感觉，他烹饪、雕刻和绘画，所有这些都旨在将劣势功能带入意识。

人到中年，我们会遇到很多苦恼，有些是外在的，有些是内在的。部分内在的苦恼源于这样一个事实：我们和社会串通一气，忽视了个人的完整性。我们在容易的事情上就"驾轻就熟"，我们被奖励的是生产力而非完整性。在梦境中，我们活出了人格的另一面，因为劣势功能是通往无意识的活板门。如果我们要作为个体发展，如果我们要加强人际关系，就必须认真对待类型学的问题。

荣格的类型学理论不仅仅是另一种将人归类的方式。类型学的知识主要在两个方面对我们有帮助。首先，人与人之间冲突的最大原因是他们根据不同的类型导向而行动。尼尔·西蒙（Neil Simon）[1]的经典话剧《古怪的一对》（*The Odd Couple*）讲了一个老生常谈的笑话，它基于两个对立类型的相互对抗。主人公奥斯卡（Oscar）和菲利克斯（Felix）处理现实的方式截然相反：一个人认为凌乱的房间是一片狼藉，另一个人则认为所有的东西都触手可及；两个人都坚信自己是正确的，而另一个人是固执己见。众所周知，人际关系尤其是婚姻，会因不同的性格类型而受到困扰。认识到伴侣可能是另一种类型的人，可以提升我们的善意，并大大减少误解和紧张。

对一个人的优势或主导功能的了解，也是对一个人处理现实的劣势或不足的了解。它告诉我们，为了更好地适应外部世界和平衡心理，需要发展自己人格的哪些方面。具体来说，我们需要能够完成那些通常我们会避免的任务，比如说经常要求伴侣为我们打掩护的事情。

在任何关系中，我们都应该去问："我期待这个人替我去做些什么？"这个问题不仅适用于内在小孩的情感议程，也适用于类型学的问题。认识到相互依存的关系，其意义远甚于分清谁割草、谁管账等琐事。它的意义在于让我们能够自给自足，并且能为另一半

---

[1]　尼尔·西蒙（1927—2018），美国编剧、制片人、演员，代表作《古怪的一对》曾被改编为电影，又译作《单身公寓》。——译者注

的特性喝彩。

在中年之路上，看到成功的一面是如何禁锢和束缚整个人的，这是很有用的。例如，慢跑和积极参加运动，不仅仅是应对压力的一种手段，它们还代表了在办公桌前度过一周后，再次与感官世界取得联系。对于体力工作者来说，心灵的生活则可以唤醒他的劣势功能。一开始，这个不太适应的过程会让人觉得别扭，但最终，心灵会产生一种更坚实的幸福感。

在我们的文化中，这个平衡心理发展的过程不能指望老板甚至家人的合作。因此，我们更需要在这里或那里挤时间。当爱好被看作用于滋养灵魂而不是充实时间时，我们可能会更认真地寻找常规运作之外的替代方式。然而，对于尝试新方向而非遵循老路的担忧，可能会阻止我们为被忽视的心灵部分提供能量，无论其潜在的回报多么丰厚。

重新找回那些因专业化、忽视或禁止而被遗弃的自我，这是我们在中年之路上与自己相会的一部分。对类型学的考虑远不止告诫我们要培养一项爱好。对于许多人来说，这是使过于片面的人格恢复平衡的唯一方法。

阴影入侵

前面谈到，自我为了应对社会化，为了获得人格面具而花费了巨大的精力。人格面具代表了呈现给外部世界的必要面孔，它也保护着我们的内心生活。但是，正如对优势功能的依赖代表了一种偏倚，人格面具也只是自性的一个碎片。人格面具在处理外部现实时是必要的，但与此同时，更广阔的、未被探索的心灵在等待着被发现。

读者应该记得，阴影是指个体身上被压抑的一切。我们在某个特定的自我形象上投入越多，我们对现实的适应就越片面。我们对中年生活投入越多的安全感，阴影的入侵就越有必要，也越令人不安。

大多数人都会为自己做过的事情感到窘迫。也许是陷入婚外情、滥用药物，或是离开那些依赖我们的人。谁没有在凌晨 4 点醒来，发现床脚有个龇牙咧嘴的魔鬼呢？我们所有的反常行为都代表着对更多生机和新生的盲目追寻，尽管它们的后果可能对自己和他人是有害的。如果我们足够诚实，就能分辨自己的自私、依赖、恐惧、嫉妒，甚至是破坏力。这不是一幅美丽的画面，但比我们光鲜的人格面具更加丰满，更有人情味。人类最睿智的话语之一出自拉丁语诗人泰伦斯（Terence）[1]之口："我是人类，人类的一切对我来说

---

1   泰伦斯（公元前 185—前 159），古罗马剧作家，他所留存下来的戏剧被认为是纯拉丁语的典范。——译者注

都不陌生。"[1] 当我们把这句格言用在自己身上时，它是令人不快的。

阴影不应等同于邪恶，而应等同于被压抑的生命。正因如此，阴影蕴藏着丰富的潜能。意识到阴影，会让我们更有人情味，更有趣味。一个没有阴影的人是非常乏味和无趣的。愿意让我们最黑暗的冲动、被压抑的创造力浮出水面并得到承认，是整合它们的前提。负面的阴影内容，如暴露、欲望、生气等，在无意识的情况下表现出来，可能是破坏性的，但如果有意识地予以承认和引导，它们则可以提供新的方向和新的能量。

具体来说，无论是无意识行为，对他人的投射，还是抑郁或躯体疾病，阴影都会显现其中。[2]

阴影体现了所有未被允许表达的生命。它体现了我们失去的敏感，这种敏感一旦被否认，我们便会被感情牵着鼻子走。它代表了我们的创造力，这种创造力一旦被抛弃，我们将陷入厌倦和衰弱。它体现了我们的自发性，这种自发性一旦被压制，我们的生活将变得僵化和乏味。它代表了一种尚未被利用的生命力，比我们有意识的人格更加强大，而它一旦被阻挡，将会导致我们的活力和热情的

1　泰伦斯，《自我折磨者》（"Heauton Timorumenos"），《喜剧集》（*Comedies*），第 77 页。

2　我有一位分析师朋友，碰巧也是个牧师，写了一篇关于他所在修道会的创始人的论文。在中年时期，当创始人早期创立的制度变得教条僵化时，他试图解除自己的誓约。当他无法实现这一点，他在病床上度过了生命的最后二十年。也许他的阴影，他未曾实现的生命，在向他复仇。

减退。

　　人到中年，有意识地与阴影相会是非常重要的，因为它不管怎样都会隐秘地运作。我们必须审视自己嫉妒和讨厌别人什么，并承认那些只是自己的投射而已。这有助于防止我们因自己未做之事而责备或嫉妒他人。它鼓励我们认识到，我们的生命潜能只被挖掘了一小部分，而我们常常过于自鸣得意，对自我的成就过于自信。它还揭示了能量、创造力和个人发展的其他来源。通过与自身的阴影对话，我们可以消除对他人的敌意或嫉妒，而这些来源于我们的投射。过好自己的生活已经够难了；如果我们专注于自己的个体化，而不是纠缠于别人的事务，每个人都会更加舒适。

　　如果生命的意义与意识和个人发展的范围直接相关，那么中年时期的阴影入侵就是必要的，并且具有潜在的治愈作用。我对自己了解得越多，就可以发挥更多的潜力，我的个性就会更加丰富，我的生命体验也会更加多彩。

第四章

CHAPTER 4

文学案例研究

但丁曾说:"在人生的中途,我迷失了方向,发现自己置身于一片黑暗的森林。"[1]然后,他开始了精神朝圣之旅,修正自己生命的意义。

在本章中,我将讨论一些文学案例,而不是临床案例。正如亚里士多德在 2500 年前所说,艺术有时比生活更清晰,因为艺术包含了普遍性。[2]艺术家能够像但丁一样,坠落至地狱,然后带着旅途中的故事归来,以一种特别清晰的方式呈现我们的处境。我们不仅会去认同一个特定的角色,还会将其看作人类普遍处境的戏剧化表现。既然我们共享了相同的处境,就可以从他们的局限、洞见和行动中了解自己。

诗人艾略特曾指出,我们唯一优于过去的地方,就是我们可以容纳过去,并因过去而博大。[3]换句话说,通过文学和艺术,我们可以容纳人类所面临的更多可能性,并拥有进一步成长和发展的空间。举个例子,哈姆雷特必须去念为他而写的台词。我们都有哈姆雷特情结,即知道应该做某事,却做不了。但与哈姆雷特不同,我们有机会通过意识来改变剧本。

1　但丁（Dante），《但丁的喜剧》（*The Comedy of Dante Alighieri*），第 8 页。

2　亚里士多德（Aristotle），《诗学》（*Poetics*），第 68 页。

3　艾略特（T. S. Eliot），《传统与个人天赋》（"Tradition and the Individual Talent"），哈泽德·亚当斯（Hazard Adams）主编，《柏拉图以来的批评理论》（*Critical Theory Since Plato*），第 78 页。

《浮士德》与《包法利夫人》

19 世纪初期歌德的《浮士德》和中期福楼拜的《包法利夫人》，这两部截然不同的经典作品，戏剧化地描述了一个人的困境：这个人的成年早期充满着各种投射，到中年时却陷入了困惑、沮丧和惆怅。

博学的浮士德体现了文艺复兴的理想，即掌握了丰富的知识。他精通法学、哲学、神学和医学，但他却说："尽管我满腹经纶，也并不比从前聪明。"[1] 凭借他的优势功能——思考，浮士德达到了人类学习的顶端，尝到的却不是甘甜，而是苦涩。有多少首席执行官（CEO）和他一样感到失望？他获得的成就越多，他的劣势功能和情感就越被压制。他的情感——思维有多复杂，情感就有多原始——最终咆哮而出，使他陷入深深的抑郁之中。他的学识令人惊叹，但他的阿尼玛却备受压抑。他的抑郁如此严重，以至于他不止一次考虑自杀。他意识到内心有两个灵魂在斗争，一个渴望创作出绝妙的音乐，另一个则被平庸和杂务所束缚。在这个极度紧张的时刻，在一个现代人会精神崩溃的时刻，梅菲斯特找到了浮士德。

在歌德的笔下，梅菲斯特并不邪恶，而是体现了浮士德的阴影。"我是部分的一部分，部分原本是大全；我是黑暗的一部分，

1　歌德，《浮士德》（*Faust*），第 93 页。

黑暗孕育了光明。"[1]梅菲斯特将阴影描述为整体的一部分，它被忽视和压抑，却是最终带来整体的辩证所必需的。

歌德的《浮士德》内容极其丰富，可以从很多方面来解读，其中之一便是中年自我与其分裂部分的对话。浮士德从自杀的边缘被拉了回来，他与梅菲斯特打赌，而不是约定——他们将踏上体验世界的神奇之旅。因为浮士德代表了人类对求知的永恒渴望，所以他说，只要他在旅程中有朝一日感到永远满足，梅菲斯特就可以拥有他的灵魂。

正如我们所知，无意识的东西总是折磨内心或者向外投射。浮士德最初处于有自杀倾向的抑郁状态，他与阴暗的梅菲斯特的相遇是一次重生的机会。但他必须首先进入自己的内心，体验在片面的第一个成年期中被压抑的一切。

浮士德的核心遭遇是与他的阿尼玛迟来的相会，后者是他内在的女性特质，是情感、纯真和欢乐的中心，其外在形式是一个名叫玛格丽特的淳朴农家女孩。她对这位知名学者的广博知识感到震惊，而浮士德也被她迷住了。他用通常表达宗教情感的词语来描述她，他对她的喜爱如同青春期的热恋。这表明了在这位学者的教育中，阿尼玛的发展受到了阻碍。他们之间复杂的关系导致了玛格丽特的母亲中毒，兄弟被谋杀，而玛格丽特也最终精神崩溃。充满罪

1　歌德，《浮士德》，第 161 页。

恶感的浮士德，被梅菲斯特带去探索更大的世界。[1]

　　这种肤浅的情节概括有点像一部以浮士德为反派的肥皂剧。的确，在引诱和毁灭玛格丽特的过程中，浮士德绝不是无辜的，但他的无意识程度和中年变化的意义才是我们的关注点。就此而言，故事揭示了一个人以牺牲他的阴影和阿尼玛为代价，发展了他的优势功能，即他的聪明才智。阿尼玛没有充分发展的结果是灾难性的，就像中年外遇经常表现的那样。我们不知道的东西会伤害我们自己，也会伤害他人。浮士德并非不道德，但他在无意识中具有破坏性。

　　我们没有理由相信一个人的每个部分会一起成熟。西方社会在核毁灭和延长寿命方面突飞猛进，但道德成熟的脚步却滞后不前。同样，浮士德在外部世界中的角色大获成功，但他的内心生活却遭到忽视。与他的聪明才智相比，他的阿尼玛是无意识的、原始的，所以后者表现为一个淳朴的农家女孩。这种新生的迫切需要，最初以一种准宗教的形式呈现，实际上是要求把被忽视的女性特质带入意识之中。每个人都很难认识到自己所需要的是内在的疗愈。在外面的世界里寻求安慰和满足要容易得多。

　　浮士德的困境让人想起了美国现代作家约翰·契弗（John

1　关于完整的心理学研究，参见爱德华·F. 埃丁格（Edward F. Edinger）的《歌德的浮士德：对荣格评论的注释》（*Goethe's Faust：Notes for a Jungian Commentary*）。

Cheever）[1]的短篇小说《乡居丈夫》（"The Country Husband"）。一个商人在一次飞机失事中幸存下来，发现他的城郊生活发生了翻天覆地的变化。死亡的气息唤醒了他的阿尼玛。他对妻子和她的朋友大发脾气，爱上了青春年少的保姆，并跑去接受心理治疗，然后被告知自己正遭遇中年危机。诊断结束之后，他有了一个爱好，在故事的结尾，他在地下室里摆弄木头。在他的内心深处，没有任何问题得到解决，没有任何东西被了解或整合；就像行星在太空中旋转，轨道一成不变。

浮士德和契弗笔下的主人公都在中年时遭遇了抑郁和死亡恐惧；两个人都通过一个年轻女孩寻求阿尼玛的治愈。两个人都在受苦，却不知道这到底是怎么回事。正如荣格所说，神经症是一种尚未发现其意义的痛苦。我们与中年的相会既包含痛苦，也包含对意义的追寻。然后，成长才成为可能。

在福楼拜的书中，艾玛·包法利（Emma Bovary）就是那个农家女孩。当她见到当地医生查尔斯·包法利时，便设法诱惑他，从农场搬到了他的小镇上。她把一切投射到婚姻和地位上，期盼自己从平凡中得到拯救。但婚后不久，她就怀孕了，并对乏味的丈夫感到厌倦。受19世纪法国天主教文化的限制，她既不能堕胎，也不能

1　约翰·契弗（1912—1982），美国小说大师，尤以短篇小说著称，被誉为美国"城郊的契诃夫"。短篇小说《乡居丈夫》收录于《约翰·契弗短篇小说集》。——译者注

离婚，更不能像几十年后易卜生笔下的娜拉那样离家出走。她阅读爱情小说（相当于今天的肥皂剧）消磨时间，在脑海中幻想着自己的情人，期待他们把她从平庸的生活带入上流社会。她怂恿查尔斯做了一个复杂的手术，不幸以灾难告终；她开始了一系列的外遇，并借钱来支持她疯狂的消费行为。她的阿尼姆斯的发展，首先投射在查尔斯身上，然后从一个男人到另一个男人那里，她沉浸在被他人营救的浪漫幻想中。像浮士德一样，她寻求超越自己的局限性，却不明白必须从内心着手。

我们越处于无意识状态，我们就越向外投射。艾玛的生活是一系列不断升级的投射，每一次都无法令人满意。她甚至在通奸中发现了"婚姻的所有陈词滥调"[1]。最后，她被情人抛弃，处于经济崩溃的边缘，对寻找梦中情人感到绝望，计划结束自己的生命。她看过的小说告诉她，女主人公如何在天使和天籁的陪伴下升入天堂。她服下毒药，这是最后的超越，最后的投射。福楼拜一语破的地说道："八点钟，呕吐开始了。"[2] 她最后看到的不是天堂，而是一个盲人的脸。她曾经在赴约路上遇到的那个盲丐再次出现，象征着她的内在男性，即阿尼姆斯的盲目。

浮士德和艾玛并不邪恶。未曾经历的生活迫使他们做出了错误

1　福楼拜，《包法利夫人》（*Madame Bovary*），第 211 页。

2　福楼拜，《包法利夫人》，第 230 页。

的选择。他们将内心的异性元素投射到外人身上，没有意识到自己所追求的东西最终是在内心。虽然他们的故事是由伟大的艺术家创作的，但他们的"中年之路"对所有人来说并无二致。

《地下室手记》

陀思妥耶夫斯基的《地下室手记》（*Notes from Underground*）描写了一种截然不同的中年境遇。该书出版于 1864 年，控诉了人们对进步论、改良论的狂热崇拜，以及人们认为理性能够根除世界灾难的天真乐观主义。但它不仅是对时代精神的分析，更代表了与阴影的深刻交锋。很少有人能像陀思妥耶夫斯基那样，对内心的黑暗有如此坦诚和深刻的洞察力。

《地下室手记》以不太典型的维多利亚文学的抒情语句开头："我是一个病人，一个刻薄的人。但实际上，我对我的病一点也不了解；我甚至不清楚我得了什么病。"这个无名之人开始了自恋的独白："那么，一个正派的人最喜欢谈论什么呢？当然是自己。所以我也要谈谈我自己。"在接下来的篇章中，他描绘了自己的恐惧、投射、愤怒、嫉妒，以及那些人们往往会否认的过于人性化的特质，并狡黠地指出："所有人都在为自己的疾病炫耀，而我可能有过之而无不及。"[1]

1　陀思妥耶夫斯基，《地下室手记》，第 90—93 页。

　　这个地下室的人让我们意识到，所有人在第一个成年期所做的事情，不过是对生命创伤的反应。我们建立了一套基于创伤的行为，并以合理化的方式来实践我们受局限的认知。但这个地下室的人不会放纵自己，也不会纵容我们合理化。读者希望更好地了解他，因为他的自我控诉牵连到我们所有人。但是，就像他说的："一个像我这样头脑清醒的人怎么可能尊重自己？"[1] 他把人类定义为"忘恩负义的两足动物，但这还不是他主要的缺点，他主要的缺点是永不悔改"[2]。

　　这个地下室的人拒绝让自己变得可爱或者可原谅。他既不放过自己，也不放过读者。他的自我分析读起来并不令人愉快，但他很有先见之明地称自己为第一个"反英雄"（antiheroes）。[3] 他的英雄在于他的反常，他的诚实使读者不得不自我反省。因此他告诫：

> 　　我不过是把事情推向了极致而已，而你们连做到一半的胆量都没有，你们还把自己的懦弱当作理智，自欺欺人并聊以自慰。因此，较之你们，我可能还更有活力一些。[4]

　　卡夫卡曾写道，一部伟大的作品应该像一把斧子，可以劈开我

1　陀思妥耶夫斯基，《地下室手记》，第 101 页。
2　陀思妥耶夫斯基，《地下室手记》，第 113 页。
3　陀思妥耶夫斯基，《地下室手记》，第 202 页。
4　陀思妥耶夫斯基，《地下室手记》，第 203 页。

们内心冰封的海洋。[1]《地下室手记》就是这样一部作品。有些人仍然质疑它的文学价值，认为它主要是对一个肤浅的乐观主义时代的控诉。但我们也可以把《地下室手记》看作一个人在中年时为了与自己相会而做出的努力。从霍桑[2]、梅尔维尔[3]、爱伦·坡[4]、马克·吐温，到史蒂文森[5]的《化身博士》，再到康拉德[6]的《黑暗的心》，在文学作品中，与阴影相遇并不罕见，但陀思妥耶夫斯基带我们进入了野兽的腹地。他描画出了人们竭力想要隐藏的劣等领域。然而，我们越努力压制和分离这硕大的阴影，它就越会在投射和危险的行为中显现，就像我们在浮士德和包法利夫人身上看到的那样。

　　尽管与阴影的相遇可能令人痛苦，但它让我们与人性重新连接。它包含着原始的生命能量，如果有意识地加以处理，可以为我们带来改变和新生。当然，要把自恋转变成有用之物很困难，但至

1　卡夫卡（Kafka），《卡夫卡短篇小说选集》（*Selected Short Stories of Franz Kafka*），第 xx 页。

2　霍桑（Hawthorne，1804—1864），美国浪漫主义小说家，美国心理分析小说的开创者，代表作有《红字》。——译者注

3　梅尔维尔（Melville，1819—1891），美国小说家、散文家和诗人，代表作有《白鲸》。——译者注

4　爱伦·坡（Allan Poe，1809—1849），美国诗人、小说家和文学评论家，作品以侦探小说、恐怖小说为主。——译者注

5　史蒂文森（Stevenson，1850—1894），英国小说家，代表作有长篇小说《金银岛》《化身博士》等。——译者注

6　康拉德（Conrad，1857—1924），英国作家，有"海洋小说大师"之称，代表作《黑暗的心》后被改编为电影《现代启示录》。——译者注

少它可以得到控制，使其他人不受伤害。用与其同时代的波德莱尔[1]的话来说，这个地下室的人就是"我的同类，我的兄弟"。[2]

诗人与诗歌

以艺术为使命的人，经常会有意或无意地塑造和重塑他的神话。伟大的诗人叶芝就经历了无数次的转变。据说，一些朋友会在某个时刻抱怨，他们刚刚习惯诗人的老样子，诗人就出现了新样子。他回答说：

> 每当我重写我的诗歌
> 那些认为我做错事的朋友
> 应该知道什么是关键所在
> 我所重写的，正是我自己。[3]

接下来的三位诗人代表了重塑个人神话的自觉努力。随着权杖和法冠的伟大神话逐渐消退，王权和教会失去稳固之力，个体只能在荒原上自行开辟道路。许多现代艺术证明，虽然我们需要在过去

1　波德莱尔（Charles Baudelaire，1821—1867），19世纪法国现代派诗人，象征派诗歌先驱，代表作有《恶之花》。——译者注

2　参见《法国诗选：从奈瓦尔到瓦雷里的英译本》（*An Anthology of French Poetry from Nerval to Valery in English Translation*），第 295 页。

3　参见理查德·艾尔曼（Richard Ellmann），《叶芝：真人与假面》（*Yeats : The Man and the Masks*），第 186 页。

的废墟中寻找答案，四处挑选一件仍然适用的象征性斗篷，但主要还是从个人经验中提取意义。如果过去的精神源泉对今天的艺术家来说普遍不可用，那么他们将不得不从自传的碎屑中摸索灵魂的经度和纬度。在这些碎屑中，最重要的通常是父亲母亲、童年环境和文化熏陶。

在上一章中，我们看到了斯蒂芬·邓恩在处理他的父母情结。我们发现，另外三位现代美国诗人——西奥多·罗特克 [1]、理查德·雨果 [2] 和黛安·瓦科斯基 [3]——也在"记忆宝库"中筛选，试图拼凑出一个连贯的自我意识。

正如我们所见，人们最迫切的两个需求是养育和赋权，前者让人感觉生活以某种方式为我们提供帮助和服务，后者则让我们感觉可以实现自己的目标。西奥多·罗特克在密歇根州的萨吉诺度过了他的童年，他的父亲在那里拥有一个温室。温室成为罗特克许多诗歌的发源地，因为它不仅象征着他字面上的家，而且象征着对"绿色世界"伊甸园般的记忆。养育和赋权的原型力量，通过父母的形

1　西奥多·罗特克（Theodore Roethke，1908—1963），美国著名诗人，出生于密歇根州萨吉诺县，曾就读于密歇根大学和哈佛大学，毕业后在宾夕法尼亚大学和华盛顿大学担任过教职。——译者注

2　理查德·雨果（Richard Hugo，1923—1982），美国诗人，出生于华盛顿州西雅图市郊，曾师从西奥多·罗特克。——译者注

3　黛安·瓦科斯基（Diane Wakoski，1937— ），美国诗人和散文家，出生在加利福尼亚州惠蒂尔市。在加州大学伯克利分校获得文学学士学位，师从汤姆·冈恩和约瑟芬·迈尔斯等诗人。——译者注

象得以传播。当父母能够携带这些强大的力量并将其传递下去时，
它们就会在孩子体内被激活。如果孩子在父母身上找不到这些力
量，他们就会在替代者身上寻求。多年以后，罗特克回忆了他父亲
手下的三名仆人，她们帮助他填补了孩子的原型需求：

> 三位老太太走过
> 踩得温室的楼梯嘎吱作响，
> 拿出白色的绳线
> 缠绕，缠绕
> 香豌豆卷须，卵叶天门冬，
> 旱金莲，攀缘而上的蔷薇，
> 挺直的康乃馨，红菊花；
> 坚硬的茎秆，节理像玉米，
> 她们将其捆绑收拢，
> 她们就像是保育员。
> 比鸟儿迅捷，她们蘸取
> 泥土，筛掉泥土；
> 她们泼洒摇晃；
> 她们跨越管道，
> 她们的裙子在棚子里翻腾，
> 她们的手汗湿得闪闪发亮；
> 她们像成排飞行的女巫

自由自在地创造；

她们用卷须做针

用茎秆缝补空气；

她们挑拣因寒冷而沉睡的种子，

她们的生活是线圈、圆环和年轮。

她们为太阳搭起花棚；她们忘却了自身。

我记得她们如何将我抱起，一个瘦弱的小孩，

掐捏我细细的肋骨

直到我躺进她们的怀里，大笑，

柔弱得像只小奶狗；

此刻，我孤单寒冷地躺在床上，

她们仍在我脑海里盘旋，

三位古老坚韧的老太太，

她们的头巾被汗水凝固，

她们的手腕被荆棘刺伤，

她们沉重的气息轻轻吹过

在我第一次睡着的时候。[1]

　　这三个女人，就像琥珀里的苍蝇，被冻结在时间中，仍然滋养着诗人的内在小孩。在诗人经历对抗抑郁和丧失的艰难时期，

1　西奥多·罗特克，《鲍曼夫人、施密特夫人和施瓦兹夫人》（"Frau Bauman, Frau Schmidt, and Frau Schwartze"），《西奥多·罗特克诗集》（*The Collected Poems of Theodore Roethke*），第 144 页。

她们的工作，她们对内在小孩的照顾，此刻似乎提供了一块圣地
（temenos），守护着诗人受伤的心灵。她们不仅仅是仆人，还是成
长中的事物的保姆，不论是对植物还是孩子来说。诗人的记忆再现
了那些简单事物的神奇，比如，翻腾的裙子、女巫般的动作、被汗
水凝固的头巾、被荆棘刺伤的手腕、沉重的气息，这些转喻打开了
通往过去的大门。在孤单和寒冷的艰难当下，诗人重新与一段滋养
的、充满生机的时光联系在一起。记忆的作用是维持甚至喂养饥饿
的灵魂。正因如此，我们在中年时期面对的生活的广漠、旅途的孤
独，可能部分地被某段生命得到支撑和维持的记忆所调和。

诗人理查德·雨果则很难找到这种栩栩如生的记忆：

> 你记得詹森这个名字。她似乎老了，
>
> 总是一个人在屋里，苍白的脸贴在窗户上，
>
> 邮件一直没寄来。两个街区外，格鲁布斯基一家
>
> 疯了。复活节，当他们升起旗帜的时候，
>
> 乔治吹起坏了的长号。
>
> 野玫瑰提醒你道路未铺，都是碎石和空缺。
>
> 贫穷是真实的，无论是金钱还是精神，
>
> 每一天都像礼拜一样缓慢。你还记得角落里
>
> 俗套的教会团体，对星星
>
> 大声疾呼他们的信仰，那些激动的圣教徒
>
> 租用谷仓，进行他们一年一度激动的演唱

当你从战场上归来，谷仓已被烧毁。

得知你认识的人都已离世，

你试图相信这些铺就的路得到了改善，

你不在的时候，搬进来的邻居很好看，

他们的狗也喂得很好。你仍然需要

惦记许多空地和蕨类植物。

修剪整齐的草坪使你想起妻子乘坐的

那趟火车，一去不返，前往某个遥远的空城，

你永远记不住这个奇怪的名字。时间是6：23。

日期是10月9日。年份仍然模糊不清。

你把自己的失败归咎于这个社区。

在模糊的记忆中，格鲁布斯基一家贬低你

无法弥补。你知道你必须再演奏一次

詹森太太又苍白地站在窗口，一定听到了

刺耳的音乐盖过了路上的车水马龙。

你很爱他们，但他们仍然无事可做

没有钱也没有心愿。爱他们，而阴郁

是他们的疾病，你携带着额外的食物

以防你被困在某个奇怪的空城

需要饥渴的爱人做朋友，需要感觉

在他们建立的秘密俱乐部里，受欢迎。[1]

雨果的童年在穷街陋巷里度过，那里物资匮乏、精神贫瘠。对孩子来说，时间过得很慢，但又如此之快，似乎难以解释后来所有的变化。生活确实得到了改善。街道铺得平整，草坪修剪整齐，宠物喂养妥善。但另一些画面则浮现在我们的生活中。人们来了又去，有些亲近，有些不那么亲近，唯一不变的是诗人试图弄明白这一切。在某种程度上，诗人觉得童年的轨迹、邻里的关系，导致了现在的局面。

如果诗人认为他的生活是失败的，那么生活的起点也会被牵连，童年的美好愿望遭遇贬值。然而，雨果和罗特克一样，在黑暗的日子里，仍然会回到他的出发地，以便弄清楚自己是谁，生活的意义是什么。即使是现在，"阴郁／是他们的疾病，你携带着额外的食物"。如果没有资源支持，一个人很难踏上通往未知世界的漫长旅程。既然我们知道，朋友和爱人都有自己的旅程，只能与我们同行一段路，诗人就不得不将记忆的碎片作为灵魂食粮。

雨果和罗特克都是上一首诗最后提到的"秘密俱乐部"的成员。这是一群资源枯竭的人，他们不得不重新组织起来，以获得神话的

1　理查德·雨果，《你最爱的，仍然是美国》（"What Thou Lovest Well, Remains American"），《让它继续：理查德·雨果诗集》（*Making Certain It Goes On: The Collected Poems of Richard Hugo*），第 48 页。

支持。詹姆斯·希尔曼[1]指出，所有的个案历史都是虚构的。[2]一个人生活中的事实，比起我们如何记住它们，如何内化它们，如何被它们驱动，或者如何处理它们，本身倒没那么重要。

　　每天晚上，当我们的无意识搅动日常生活的碎屑时，神话的制造过程就开始了。记忆也是如此，视情况而定，可以维持我们的生命，让我们固着在童年，或者欺骗我们。回到童年的场景，无论是字面上还是想象上，都有助于人们与所谓的现实建立一种成熟的关系。参观儿时的学校，就会发现，本来高大的课桌、令人生畏的走廊、无尽的操场，都成比例地缩小了。同样，过去的创伤可能会被携带着内在小孩的成年人所同化，并允许记忆中的痛苦或快乐被成年人的知识和力量所重塑。

　　当我们发现不知道自己是谁，没有救援人员，也没有父母的帮助，而旅途伙伴却能很好地生存，我们就踏上了中年之路。当我们承认自己来到这个关键的时刻，也许接下来能够理清生命的脉络，找到从过去走到现在的路径。

　　黛安·瓦科斯基试图通过检查她过去的模糊照片来发现自己是谁：

1　詹姆斯·希尔曼（James Hillman，1926—2011），美国荣格派心理学家，深度心理学代表人物之一。——译者注
2　詹姆斯·希尔曼，《疗愈谎言》（*Healing Fiction*），第 83 页。

妹妹穿着一件剪裁考究的丝绸衬衫，递给我

一张父亲的照片

身穿海军制服，戴着白色帽子。

我说："哦，这是妈妈以前放在梳妆台上的那张。"

妹妹控制着表情，偷偷地看向母亲，

一个老女人，全身臃肿，

就像二手市场的床垫，虽然没有破洞和裂缝，

妹妹说："不是。"

我又看了看，

发现父亲戴着婚戒，

他和母亲住在一起时

从来没有这样做过。婚戒上刻着：

"致我最亲爱的妻子，

爱你

士官长。"

我意识到这张照片是他第二任妻子的，

他离开我们的母亲好去娶她。

我母亲说话了，她的脸就像北达科他州的

无人区一样平静，

"我也可以看看吗?"

她看着它。

我看着那穿着考究的妹妹

和穿蓝色牛仔裤的自己。在我为数不多回家的一天

或是陪伴家人的一天，我们在这里分享这些照片，

是想伤害我们的母亲吗？因为她满脸愁容，

此刻不是她惯常的痛苦，

而是一种无以言表的神情。

我转过身去，说我得走了，因为我要和朋友共进晚餐。

但我从惠蒂尔一路开到帕萨迪纳，

都在想着母亲的脸；我永远无法爱她；

我父亲也不爱她。但我知道我继承了

这具破旧不堪的身体，

冷冰冰的脸和斗牛犬的下巴。

我一边开车，一边想着那张脸。

杰弗斯[1]的加州美狄亚激发了我的诗歌灵感。

我杀死了我的孩子，

但当我在高速公路上换车道时，我向后视镜里

一瞥，我看到了那张脸，

即使不像幽灵，却一直在我身边，就像放在爱人钱包里

的照片。

我多么憎恨我的命运。[2]

1　杰弗斯（Robinson Jeffers，1887—1962），美国抒情诗人，1914 年后一直居住在加利福尼亚州，曾改写希腊悲剧《美狄亚》(1947)。美狄亚因移情别恋的丈夫复仇，杀死了自己的两个孩子。——译者注

2　黛安·瓦科斯基，《照片》("The Photos")，《翡翠冰：诗歌选集 1962-1987》(*Emerald Ice: Selected Poems 1962-1987*)，第 295—296 页。

　　与助人遗忘的舒缓香薰不同，照片能使人提取无意识中的记忆。三个女人，母亲、妹妹和诗人，通过一张旧照片被拉到了一起。在表面之下，潜藏着过去的创伤和紧张。诗人穿越时间，就像孩童踩在池塘的冰面上，不知道哪块冰坚固、哪块冰易碎，但仍然要试着走过去。在另一首诗中，瓦科斯基讲述了她如何"选择"乔治·华盛顿作为她的父亲，因为她的亲生父亲当了"30年的士官长，总是离家在外"。[1] 她选择了那个过去生活在弗农山庄、如今静立在美元钞票和孩童记忆中的男人，因为"我的父亲造就了我／一个孤独的女人／没有目标／我就像是一个孤儿／没有父亲"[2]。

　　瓦科斯基对她母亲的体验，如同雨果对老邻居的体验一样，就像二手市场的床垫，就像空旷的北达科他州，令人望而生畏。她的妹妹穿着考究，与"穿蓝色牛仔裤的自己"形成对比。当她开车回家时，无论家在哪里，她知道自己都是独自旅行的人。他们所有人，士官长、母亲、妹妹、她自己，都是孤独的旅人。不像罗特克可以从温室里的三个老太太身上汲取养分，也不像雨果甚至可以从阴郁的灰色中汲取养分，瓦科斯基知道，她无法从照片所描绘的时光或人物那里得到力量、安慰或滋养。她承认自己无法爱她的母亲，也无法爱那个士官长父亲。然而，在后视镜里的那张脸上，在

1　黛安·瓦科斯基，《我的国父》（"The Father of My Country"），《翡翠冰：诗歌选集 1962—1987》，第 44 页。
2　黛安·瓦科斯基，《我的国父》，《翡翠冰：诗歌选集 1962—1987》，第 48 页。

她自己的身上，携带着母亲的影子。她从惠蒂尔到帕萨迪纳，经历了各样的心灵历程，但她母亲的影子一直跟随着她。

就像另一个被诅咒的悲剧女性美狄亚[1]一样，她杀死了自己内在的潜能。在受局限的视角下，她构建了自己的生活。她越想摆脱惠蒂尔的过去，过去就越侵入她的内心。她总结道："我多么憎恨我的命运。"

在这里我们有必要区分宿命（fate）和命运（destiny），就像2500年前的雅典悲剧作家所做的那样。当然，瓦科斯基没有选择她的父母，就像他们没有选择她一样。但是，他们在时空交汇处遭受宿命的折磨，彼此伤害着对方。由于这些创伤，我们发展了一系列的行为和态度，以保护那个脆弱的小孩。这些态度和行为，经过多年的强化，成为后天的人格，化身虚假的自我。瓦科斯基准确地回到了她的根源，去了解她是如何发展而来的。然而，她所看到的却让她感到厌恶，因为从后视镜中回望到的是那个她和士官长都无法爱上的女人。只要她是她无法爱上的人的影子，她就无法爱自己。

然而，命运并不等同于宿命。命运代表了一个人的潜能，代表了内在的可能性——可能实现也可能不会实现。命运邀请人们做选择。没有选择的命运无异于宿命。瓦科斯基想要超越她日益憎恨的

1　美狄亚，希腊神话中科尔喀斯国王之女，以巫术著称，因爱上前来盗取金羊毛的伊阿宋王子，继而导致了一系列的悲剧。——译者注

事物，而这些东西仍将她与她所鄙视和否认的事物联系在一起。只要她把自己定义为母亲的女儿，她就与自己的宿命绑在了一起。尽管这首诗有其局限性，没有提供多少超越宿命的希望，但另一方面，创作这首诗所固有的自省，却代表了必要的意识觉醒和个人责任，从而使命运的展现成为可能。

如果不努力走向意识觉醒，一个人就会永远固守创伤。在西尔维娅·普拉斯著名的忏悔诗《爸爸》（"Daddy"）中，她回忆起站在黑板前的教授父亲，突然把他看作"把我漂亮的红心咬成两半"的恶魔，并补充道，"20岁时，我试图死去／然后回到，回到，回到你身边"。[1]她父亲的罪过是在她10岁时去世，那时她的阿尼姆斯需要父亲的帮助，把她从对母亲的依赖中解救出来。就像瓦科斯基一样，她被父亲抛弃了，被留在母亲身边，被困在伤害之中。普拉斯的愤怒和自我憎恨反复拉扯着她，直到最后她结束了自己的生命。当一个人固守创伤时，他会憎恨镜子里的那张脸，因为它与那些造成伤害的人如此相似；并且会为自己未能摆脱过去而自我憎恨。

艺术家通过表达普遍性的能力，往往能比传记事实告诉我们更多的东西。阿波利奈尔（Apollinaire）[2]写道："记忆是狩猎的号角，

1　西尔维娅·普拉斯，《爱丽儿》（"Ariel"），《诗集》（*The Collected Poems*），第42页。

2　阿波利奈尔（1880—1918），法国著名诗人、小说家、剧作家和文艺评论家，其诗歌和戏剧在表达形式上多有创新，被认为是超现实主义文艺运动的先驱之一。——译者注

它的声音随风消逝。"[1] 我们的传记则是陷阱，是欺骗性的诱惑，把我们冻结在看似真实的过去中，让我们固守创伤，成为被宿命左右的动物。

在中年之路的秘密俱乐部里，有一个盛情邀请，让人们拥有更强的意识和更大的选择空间。有了更强的意识，就会有更大的机会去宽恕他人和自己，并且通过宽恕，从过去中解脱出来。我们必须更加自觉地塑造个人神话，否则永远不会超越那些发生在自己身上的事情。

---

1 《法国诗选：从奈瓦尔到瓦雷里的英译本》，第 252 页。

第五章
CHAPTER 5

个体化：荣格的当代神话

中年之路的体验，就像一觉醒来发现自己只身在一艘颠簸的船上，目之所及，不见港湾。此刻，我们面临三个选择：继续睡觉，弃船而逃，或握住船舵继续航行。

选择与决定

在决定的那一刻，灵魂的崇高冒险从未如此清晰。握住船舵，我们便承担了旅程的责任，不管它有多么可怕，看起来多么孤独或不公平。松开船舵，我们便被困在第一个成年期，困在我们自己都厌恶的神经质人格中，因此，我们会自我疏远。一旦我们回应了灵魂旅程的召唤，相比被众人围绕却倍感孤独，我们比任何时候都更真实、更正直。在这个时刻，正如克里斯托弗·弗莱（Christopher Fry）戏剧中的一个角色所说："事情上升到了灵魂层面，感谢上帝！"[1]

荣格在其自传中写道：

> 我经常看到，当人们满足于自己对生活问题的不充分或错误的答案时，他们患上了神经症。他们追求地位、婚姻、名誉、外在的成功或金钱，即使他们得到了所追求的东西，他们仍然不幸福，仍会患上神经症。这类人通常被限制在太

1　克里斯托弗·弗莱，《囚徒大梦》（*A Sleep of Prisoners*），第 43 页。

狭窄的精神视野内。他们的生活没有充足的内容，没有充足的意义。如果他们能够发展出更广阔的人格，神经症通常就会消失。[1]

荣格的观点至关重要，因为所有人都生活在自己的时间、空间和个人经历的狭窄范围内。为了过上更丰富的生活，我们必须了解自己成长中的局限。我们文化中隐含的假设，即通过物质主义、自恋或享乐主义可以获得幸福，显然已经破产。那些信奉这种价值观的人并不幸福，也不完整。

我们需要的不是未经审视的"真理"，而是活生生的神话，也就是一种价值结构，以符合我们本性的方式引导灵魂的能量。虽然从过去的废墟中寻找与我们对话的人物往往很有用，但要完全领会另一个时空的神话却不大可能。我们必须找到自己的神话。

毫无疑问，要找到自己的道路，但这条路上荆棘密布、困难重重。让我们回顾一下中年之路上的典型症状。它们是无聊、反复更换工作或伴侣、药物滥用、自我毁灭的想法或行为、不忠、抑郁、焦虑和不断增长的强迫倾向。这些症状的背后有两个基本事实。第一个是有一股巨大的力量由内向外涌现。它是如此迅猛，极具破坏性，承认它让人感到焦虑，压抑它让人感到抑郁。第二个基本事实

1　荣格，《荣格自传：回忆·梦·思考》（*Memories, Dreams, Reflections*），第140页。

是，将这种内在紧迫感拒之门外的旧模式，随着焦虑的增加而不断重复，但效果却大不如前。从长远来看，改变一个人的工作或关系并不能改变他的自我感觉。当内在的压力越来越大，旧有的策略逐渐无法控制时，一场自我身份的危机就会爆发。除了社会角色和心理反射之外，我们并不知道自己是谁，也不知道怎么做才能减轻压力。

这些症状表明一个人的生活需要实质性的改变。痛苦会使人觉悟，而新的意识会带来新的生命。这项任务是艰巨的，因为人们必须首先承认，没有外人救援，没有父母来改善一切，也没有办法回到以前。自性通过使自我精疲力尽的策略来寻求成长。一个人曾经努力创造的自我结构，现在被证明微不足道、担惊受怕、毫无头绪。在中年时，自性迫使自我结构陷入危机，就是为了纠正航向。

在中年之路的典型症状背后，有一个假设，即我们能通过寻找和联系外部世界中的新事物或新人而得到拯救。唉，对于溺水的中年水手来说，根本不存在这样的救援。在灵魂的波涛中，虽然周围有许多人，但我们需要靠自己的力量游泳。真理很简单，我们必须知道的必然来自内心。如果能使自己的生活遵循这一真理，无论这个世界有多么大的磨难，我们都会感受到治愈、希望和新生。童年早期的经历以及后来的文化经历，使我们疏远了自己。只有重新联结内在真实，我们才能回到正轨。

　　1945 年 12 月，一个阿拉伯农民在洞穴内的大罐子里发现了一些古代手稿。这些手稿似乎是诺斯替教派的经文，它们更像是个人披露的经验，而不是教会的官方声明。其中一份手稿名为《多马福音》。据传说，它包含了耶稣私下说过的话，如果是这样，这些话就揭示了一个与众不同的耶稣。耶稣有句话可谓一语中的，如果我们要在中年经历转变，就必须接受这一观点。他说："若将你内在的东西活出来，它们必能拯救你。若不把你内在的东西活出来，它们必将毁灭你。"[1]

　　因为内在的东西被压制了，所以我们生病了，自我疏离了。因为内在的东西很少被肯定，所以我们很难发现自己一直在寻找的东西，也就是适合自己的道路，一直就在那里。尽管设想这项任务的艰巨性令人恐惧，但知道自己拥有必要的内在资源，无须依赖他人来充分地生活，也是一种终极意义上的解放。正如浪漫主义诗人荷尔德林（Hölderlin）在两个世纪前所写的："神灵近在咫尺，却难以把握；然而，越是危险之地，拯救也越在生长。"[2]

　　因此，这不是有没有神话的问题，而是选择哪个神话的问题，因为我们总是有意或无意地被意象所引导。我们可能会认同一些

1　伊莱恩·佩格斯（Elaine Pagels），《诺斯替福音》（ *The Gnostic Gospels* ），第 152 页。

2　荷尔德林，《帕特默斯》（ "Patmos" ），《德国诗歌选：从荷尔德林到里尔克》（ *An Anthology of German Poetry from Hölderlin to Rilke* ），第 34 页。

符合集体价值观的信仰和行为，比如追求财富或遵守规范，但这种适应的代价是神经症。或者，我们可能活在一个错误的神话中，比如："我必须永远做一个好孩子，要避免愤怒，要为他人服务。"这样一个引导性的意象可能是无意识的，以致我们总是以这种方式反应，几乎无法想象另一种反应。外在的服从和内在的顺从都无法使人完整。事实上，一个人被反复地要求服务于外界，而且当冲突发生时，他仍要继续服务于原来的期望。再一次，社会的稳定得到维持，但代价是个体的牺牲。1939年，荣格在伦敦牧师心理学协会演讲时指出，我们被迫在外部意识和个人神经症之间做出选择，但只有个体化的道路才是可行的选择。[1] 这句话至今仍然正确。

个体化的意义

个体化的概念代表了荣格的当代神话，它是一组引导灵魂能量的意象。简单地说，个体化是每个人发展的要务，即在命运限制的范围内，尽可能地成为完整的自己。再说一遍，除非有意识地面对命运，否则我们就会被命运束缚住。我们必须把自身的本性与所获得的东西分开，把真实的自我与虚假的自我感分开。"发生在我身上的事，并没有决定我是谁；我的选择才决定了我是谁。"如果我们

1　荣格，《象征的生活》(篇名)，《象征的生活》，《荣格全集》第18卷，第632段，第673—674段。

不想成为命运的俘虏，就必须每天谨记这句格言。这种困境，以及意识的必要性，在作者不详的《人生的五个篇章》（"Autobiography in Five Short Chapters"）中有相当幽默的表达：

一

我走在街上

人行道上有个深坑

我掉了进去

我迷失了……我很无助

这不是我的错

我不知道花了多久才爬出来

二

我走在同一条街上

人行道上有个深坑

我假装没看到

我又掉了进去

我不敢相信还在同样的地方

但这不是我的错

我花了很长的时间才爬出来

三

我走在同一条街上

人行道上有个深坑

我看到它在那儿

但我仍然掉了进去……这是一种习性

我的眼睛睁着

我知道我在哪儿

这是我的错

我立刻爬了出来

四

我走在同一条街上

人行道上有个深坑

我绕道而行

五

我走在另一条街上

　　我们永远无法确定自己有多自由或坚定，但正如存在主义者所提醒的，我们必须像拥有自由一样去行动。这种行动恢复了一个人的尊严和目的，否则他只能继续做一个受害者。从纽约起飞后，一名飞行员只要对飞机的航向稍做修正，就能抵达欧洲或者非洲。因此，即使是轻微的修正，也能对我们的生活产生巨大的影响。要完成这个任务，我们就必须每天与自己的内心保持联系。正如荣格所解释的，

> 个体拥有先验的无意识的存在，但只有当他意识到自己的特殊本性时，才会有意识地存在。我们需要一个有意识的分化过程，或个体化的过程，把个性带入意识，也就是说，使个人脱离对客体的认同。[1]

荣格所指的对客体的认同，最初是一个人对现实与父母的认同，后来是对父母情结和社会制度的权威的认同。只要仍然在根本上认同外部客观世界，我们就会与自己的主观现实相疏远。当然，我们始终是社会性存在，但我们也是精神性存在，有自己的终极目标或神秘目的。在保持对外部关系忠诚的同时，我们必须更充分地成为自己要成为的那个人。事实上，我们作为个体的分化程度越高，人际关系就会越丰富。所以荣格认为，

> 由于个体不只是一个单独的、分离的存在，他的存在本身就是以集体关系为前提的，因此，个体化的过程必然导致

1　荣格，《定义》（"Definitions"），《心理类型》（*Psychological Types*），《荣格全集》第 6 卷，第 755 段。

更强烈和更广泛的集体关系，而不是导致孤立。[1]

　　个体化的悖论在于，我们为亲密关系服务的最佳方式是充分发展自己，不需要依赖他人。同样，我们为社会服务的最佳方式是成为个体，为任何群体的健康发展提供辩证的一面。在社会这幅马赛克画面中，每一块碎片都因其独特的色彩而做出了最大的贡献。当我们有一些独特的东西，有最充实的自我时，我们对社会是最有用的。荣格再次说道：

> 　　个体化使人脱离了从众性，因此也脱离了集体性。这是
> 个体化的人留给世界的罪过，这是他必须努力弥补的罪过。
> 他必须提供赎金来代替他自己，也就是说，他必须提供一种
> 价值，来替代他在集体的个人领域的缺席。[2]

　　因此，对个体化的关注并不是自恋；它是服务社会和支持他人个体化的最佳方式。那些与自己和他人疏离的人，那些饱受痛苦又给别人带来痛苦的人，都不会为这个世界提供服务。个体化作为一组引导性的意象，既是目标又是过程，它为人类服务，而人类又贡献于文化。荣格写道："目标仅仅作为信念存在是很重要的，更本

1　荣格，《定义》，《心理类型》，《荣格全集》第 6 卷，第 758 段。
2　荣格，《适应性，个体性，集体性》（"Adaptation, Individuation, Collectivity"），
《象征的生活》，《荣格文集》第 18 卷，第 1095 段。

质的事情是通往目标的'伟业'，它才是终生的目标。"[1]

当我们站在船长的甲板上，手握船舵，几乎不知道方向，只知道必须将这件事完成，那么我们就活在灵魂的崇高冒险中。从长远来看，这是唯一值得进行的旅程。前半生的任务是获得足够的自我力量，离开父母，进入世界。这种力量在后半生可用于灵魂的更广阔的旅程中。然后，轴心会从"自我—世界"转向"自我—自性"，生命的奥秘会以不断更新的方式展开。这不是对我们社会现实的否认，而是对生活中宗教本质的恢复。因此荣格建议，我们必须问一个人：

> 他是否与某种无限的事物有关？这是他一生中最重要的问题。如果我们理解并感觉到，此生我们已经和无限有了联系，那么欲望和态度就会改变。归根结底，我们之所以有价值，只是因为我们所体现的本质；如果我们没有体现出本质，那么生命就荒废了。[2]

我们能够与比自我更大的事物保持关系，并且会由此发生转变。在德尔斐的阿波罗神庙入口处，祭司们刻下了这样的箴言："认识你自己。"根据一份古老的文献，内室的入口有附带铭文："汝

1　荣格，《移情心理学》（"The Psychology of the Transference"），《心理治疗实践》（ The Practice of Psychotherapy ），《荣格文集》第 16 卷，第 400 段。
2　荣格，《荣格自传：回忆·梦·思考》，第 325 页。

是。"[1] 这些训诫很好地捕捉到了个体化的辩证法。我们要更充分地认识自己，在更大的谜团中认识自己。

1　"认识你自己"（Know Thyself）是太阳神阿波罗留给人类的神谕，而"认识自我"会引起人类对比自我更大的事物的认识，"汝是"（Thou Art）便是人类对神、对他者的认可和回应。——译者注

第六章

航海与孤独

　　我们每个人都被召唤着实现个体化，尽管不是所有人都会听到或留心。如果我们不朝着自己的旅程前进，就可能会错失促人成长的生命力，并且失去生活的意义。既然我们航行在灵魂的大海上，为什么不尽可能地清醒和勇敢呢？

　　最后一章介绍了一系列任何人都可以应用的态度和做法。尽管正式的治疗关系很有用，但下面的内容对接受或不接受心理治疗的人都适用。

从孤独到独处

　　美国诗人玛丽安·摩尔（Marianne Moore）[1]曾写道："独处是治疗孤独的良药。"[2]她说的是什么意思？孤独和独处有什么区别？

　　孤独不是当代才有的事物，对孤独的逃避也不是。17世纪哲学家帕斯卡尔（Blaise Pascal）在他的《思想录》中指出，宫廷小丑的发明是为了让国王摆脱孤独，因为尽管他是国王，但如果他反思自我，就会变得烦躁和焦虑。因此，帕斯卡尔认为，所有的现代文化都是一场尽兴的娱乐，让我们远离孤独，不去思考自我。[3]类似

1　玛丽安·摩尔（1887—1972），美国现代主义作家和诗人。——译者注
2　玛丽安·摩尔，《玛丽安·摩尔散文集》（*The Complete Prose of Marianne Moore*），第96页。
3　帕斯卡尔，《思想录》（*Pensées*），第39页。

的，尼采在 100 多年前写道："当我们安静地独处时，我们害怕有人在耳边低语，所以我们讨厌静默，用社交生活来麻醉自己。"[1]

一个人对他与自性的关系没有敏锐的认识，就无法面对或疗愈自己的灵魂。要做到这一点，就需要独处，即一种完全面对自己的精神状态。如果一个人要从孤独走向独处，以下是一些必须面对的问题。

消化分离的创伤

无论是出生创伤（一种原始的分离），还是父母与子女的关系，都很难完全理解。亲子关系越健康，人们就越能自给自足，也越能适应孤独。矛盾的是，与父母的关系越有问题，个体通常就越依赖于关系。养育的环境越不稳定，我们就越容易从他者的角度来定义自己。荣格写道，父母"应该始终意识到，他们自己是孩子神经症的主要原因"，这使父母陷入了困难的境地。[2]我们引用这句话，不是为了让父母感到内疚，而是为了提醒自己，我们在多大程度上被父母和他们的替代品（如社会制度）所定义。

为了进入必要的独处状态，使个体化得以进行，我们必须每天扪心自问："我为何如此害怕，以至于逃避自我，逃避自己的旅

1　尼采，《尼采文选》，第 164 页。
2　荣格，《威克斯的〈儿童心理分析〉序言》（"Introduction to Wickes's 'Analyse der Kinderseele'"），《人格的发展》，《荣格全集》第 17 卷，第 84 段。

程？"相互依赖的成年人已经学会了逃避自己的存在。人们常说"了解自己的感受"，实际上是要求我们从内在真实而不是外部环境来定义自己。我们必须进一步检视自己对他人的反应，"此刻，父母潜伏在哪里？"然后，我们才可能基于个人的完整性来行动。童年的创伤越大，我们对现实的感觉就越是幼稚。我们很难了解真实的自己，并以之为基准来行事。冒着孤独的风险来实现与自己合一，我们称之为独处；如果一个人要在中年之路上幸存下来，这是必不可少的。

经历丧失和撤回投射

人到中年，往往会遭遇重大的丧失：孩子离家，朋友去世，婚姻破裂。失去那个必要的他者，可能就像孩子失去父母一样，在生存上是令人恐惧的。中年人不仅感到焦虑，而且感到身份的丧失。（有一首流行歌曲哀叹："如果没有你，我就活不下去。"）这告诉我们，生活中有多少意义和身份被投射到他者身上，无论是配偶、孩子，还是人格面具。是的，有些人因为离婚或孩子离家而感到自由，但也有很多人没这种感受。重要的是，通过感受丧失来尊重这段关系，同时也要认识到，我们一直都有一个比任何一段关系都重要的承诺。

一个遭遇丧失并撤回投射的人，将与困扰所有人的依赖性做斗争，但也会追问下一个问题："未知的我有多少被绑在那个人或那个角色上？"当我们能够承认丧失，并收回曾经向外投注的能量时，这些能量就可以用于下一段旅程。

直面恐惧的仪式

　　人们如此害怕孤独，以至于紧紧抓住糟糕的关系和压迫性的职业，而不愿冒险放弃他者。归根结底，面对孤独所必需的勇气是无可替代的。尼采指出，我们害怕听到的东西可能是有用和使人解放的。但是，除非我们冒着独处的风险，否则永远听不到内心的声音。对一些人来说，设计一种具有私人意义的日常仪式是很有用的，它迫使人们收心静坐，没有电话，没有孩子，什么都没有，倾听寂静的声音。这样的仪式起初可能显得勉强和做作，但坚持下去就会让寂静开口。当我们孤单一人而不感到孤独时，我们就抵达了独处的境界。恐惧使我们无法与自己进行这种必要的会面。

　　仪式的目的是将一个人与更大的生活节律联系起来。当仪式代代相传时，仪式就成了例行公事，失去了最初的力量。因此，对个体来说，更有理由创造一个具有私人意义的仪式，将以前用于依赖的能量来投资它。我们的目标是让心灵的交通平息下来，让纷扰的思绪平静下来。如果我们害怕孤独，害怕寂寞，就永远无法真正面对自己。自我疏离在很大程度上是当今世界的通病，只有通过个人行动才能改变。

因此，在每天的某些时候，冒险彻底地面对自己，遵循一种安静的仪式，远离内外纷扰的交通，这是颇有好处的。当寂静开始言语时，一个人就获得了自己的陪伴，从孤独走向了独处，这是个体化的一个必要前提。

联系失落的孩子

童年早期对第一个成年期的影响，早就被心理学家注意到了。但是，早期经验作为中年之路的潜在疗愈资源，还没有得到足够的重视。

这并不是说我们有一个内在小孩，一个受伤的、害怕的、依赖的或者退缩的小孩，而是说有一群孩子，一个名副其实的幼儿园，包括了小丑、艺术家、叛逆者、与人打成一片的孩子。几乎所有的孩子都被忽视或压制了。因此，通过恢复他们的存在感，个体可以得到疗愈。当然，这同样是耶稣的观点之一，即一个人要进入天国，必须再次成为孩子。

无疑，我们也必须面对自恋的孩子、嫉妒的孩子、愤怒的孩子，他们的爆发往往令人尴尬且具有破坏性。但是，我们更可能忘记了曾经生活中的自由、美妙的天真，甚至是快乐。中年时期最具腐蚀性的经历之一是例行公事带来的徒劳感和无趣感。而且，坦率地说，我们携带的自由小孩（the free child）在办公室里很少受到欢迎，甚至在婚姻中也不受欢迎。

　　因此，最重要的是，如果我们要疗愈自己，就必须问内心自发的、健康的小孩想要什么。对一些人来说，与自由小孩相会是容易的；对另一些人来说，这项工作十分困难，因为这个自由小孩被否认、被深埋。当荣格经历中年之路时，他坐在苏黎世湖畔，堆建沙堡，玩人偶，雕刻石头，将他丰富的智力和直觉与灵魂中被忽视的部分联系起来。[1] 在邻居看来，他可能是疯了；但荣格知道，当我们陷入困境时，会被内在的东西所拯救。如果不有意识地接近这个自由小孩，我们就会在无意识层面爆发，而且往往具有破坏性。这是变得天真烂漫，也就是与内心的孩子接触，与变得幼稚是有区别的。

　　到了中年，人们最终必须问内在小孩需要什么，想要什么。在第一个成年期的自我建构过程中，我们遗忘了对世界的自然喜好，以及与之相伴的许多天赋、兴趣和热情。在工作和亲密关系中，我们都因专业化而得到奖励。当被遗忘的天赋浮现并被使用时，它就会带来疗愈。鉴于自性万花筒般的特性，存活下来的只会是几个方面。这种不完整是存在主义悲剧的一部分，但如果存活下来得越多，我们的生活就会越丰富。

1　荣格，《荣格自传：回忆·梦·思考》，第 170 页以后。

我们注意到，人到中年，情感的流动经常被无聊或抑郁所阻断。这实际上在说，我们自己的本性过于狭隘，已经阻塞不通了。哪里有游戏，哪里就有生命力。为什么电影中的许多求爱场景都是一对情侣在公园的秋千上荡来荡去，或在海浪中跳来跳去，表现得像个孩子一样？这种老套的场景也有其道理。激发出这种新关系的，是与自由小孩重新联系的需要和希望。

中年之路提供了一个无与伦比的机会，让我们去问："我的内在小孩喜欢什么？"是回去上音乐课；是上美术课，管他天资如何；还是重新发现游戏？我的一位朋友曾经采访过一些退休人员，他说，他从来没有听说过有人希望在办公室里花更多时间。没错，我们需要应对外在的职责和关系，但我们也必须为失落的孩子腾出时间。

激情的生活

当被问及一个人应该如何生活时，约瑟夫·坎贝尔喜欢说："追随你的极乐（bliss）。"[1] 坎贝尔知道，我们大多数时候都是按照父母和文化的指令在生活，一路走来失去了自己最好的部分。有些人对"极乐"这个词感到困惑，把它等同于自恋或一些不切实际的天

1　参见约瑟夫·坎贝尔，《神的事务》（*This Business of the Gods*），第104—108页。

堂之旅。我理解坎贝尔说的是灵魂的旅程，包含所涉及的痛苦和牺牲。就我个人而言，我更倾向于说："追随你的激情。"

激情是我们的燃料，就像使命一样，与其说是一种选择，不如说是一种召唤。当雕塑家亨利·摩尔（Henry Moore）[1]进入耄耋之年时，有人问他为何还能创作出如此丰富的作品，他回答说，他有一种巨大的激情，以至于无法停歇。[2]同样，叶芝甚至在临终前还在写诗。在他生命的最后一年，他将自己描述为"狂野的老顽童"。[3]而希腊小说家卡赞扎基斯建议："不要给死亡留下任何东西，除了几根骨头。"[4]我引用艺术家或文学家的名字，不仅因为他们青史传名、流芳百世，更因为他们一直都在火堆旁生活。任何真正富有创造性的人都知道创作是多么艰苦的工作，痛苦如何不可避免，但进展和完成的感觉又如何令人欣喜。

在中年之路上，我们受邀去寻找自己的激情。我们必须找到那些深深吸引我们进入生活和自己本质的东西，因为那些经历改变了我们。

那些相信轮回的人认为，我们可能会有来世，还有其他机会去

1　亨利·摩尔（1898—1986），英国雕塑家，20世纪世界最著名的雕塑大师之一。——译者注
2　罗杰·伯绍德（Roger Berthoud），《亨利·摩尔的生活》（*The Life of Henry Moore*），第420页。
3　叶芝，《叶芝诗集》，第307页。
4　卡赞扎基斯，《上帝的救世主》（*The Saviors of God*），第102页。

实现其他的可能性，但即便如此，那也是另一生，而不是此生。我们被召唤活在当下，要活得充实。在接近死亡和年老衰弱时，我们不能犹豫不决、心怀羞愧，然后抱怨过去。如果我们要做完整的自己，那么现在就是最佳时机。

寻找并追随自己的激情，并不一定要像高更去塔希提岛那样决绝，因为我们要信守承诺，我们的决定会影响他人的生活，而且我想说，我们有道德责任坚持下去。然而，我们仍有义务活出自己的激情，以免我们的生活变得琐碎和局促，仿佛有一天一切会变得清晰，选择会变得容易。生活很少会变得清晰和容易；然而，正是选择定义和肯定了我们的生活。

内心深处的恐惧是我们的敌人。我们觉得自己没有得到许可吗？人到中年，应该紧紧抓获许可，而不是请求许可。我们的敌人是恐惧，而不是别的东西。但如果我们害怕自己的内心，害怕自己的激情，那么应该更害怕没有活过的生命。

这里有一些箴言需要记住：

（1）没有激情的生活，是没有深度的生活。

（2）激情是生命力的表现，虽然它对秩序、可预测性和理智来说是危险的。

（3）如果不冒险去过神性所要求的、激情所提供的广阔生活，就不能接近神性，接近原型的深处。

（4）寻找并追随自己的激情，有助于我们的个体化。

当我们意识到生活的广阔性，超越童年和个人优越感的局限，就必然会积极回应自己的旅程，并甘愿冒一切风险。里尔克写了一首题为"古阿波罗残像"（"The Archaic Torso of Apollo"）的诗，在这首诗中，叙述者正在观察一尊古代雕塑，欣赏石像的每一道缝隙和曲线。然后他意识到，反过来，他也正在被雕塑"注视"。这首诗以突然而震撼的语气结尾："你必须改变你的生活！"[1]

我对此的理解是，当一个人面对真正的创造力、大胆的想象力时，他就不能假装无意识。类似地，这个人会被伟大的灵魂、大胆的行动所召唤。寻找并追随我们的激情——那些深深地触动我们，让我们感到痛苦又适宜的激情——有助于激发我们内心的潜力，实现个体化。与使命一样，自我对其并没有发言权；它只能逃避或表示同意。"并非我的意愿，而是你的意愿。"当旧的生活变得陈腐时，热情洋溢的生活能使人焕然一新。充满激情地生活，是热爱生活的唯一途径。

灵魂的沼泽地

个体化的目标是尽己所能地达到完整，而不是自我赢得胜利。

---

1 里尔克，《里尔克诗选》（Selected Poems of Rainer Maria Rilke），第 147 页。

几年前，我在一节早课上惊讶地发现，如果我们活得足够长，我们所爱的每个人都会离开我们；由此推论，如果我们活得不够长，我们就会离开所爱的人。

虽然这种逻辑无可争辩，但课堂的反应是默不作声，暗含抗议。当然，这种抗议不是来自认知思维，而是来自内在小孩，他们总是依赖他者的存在。丧失我们想要的东西，是对自我的重大颠覆；就像推翻第一个成年期的假设，会使我们不情愿地踏入中年之路。这些幻觉中最大的一个是，有一种叫作"幸福"的终极状态，人们可以发现它并永久生活在其中。可悲的是，我们的命运更多的是在灵魂的沼泽地里打滚，受到各种各样的阴郁居民的伤害。

沼泽地里的居民有孤独、失落、悲伤、怀疑、抑郁、绝望、焦虑、内疚和背叛等等。但幸运的是，自我并不是它自以为是的全能指挥官。心灵有一种目的性，超出了意识的控制能力，而我们的任务就是经历这些状态，并找到它们的意义。例如，悲伤让我们有机会承认所经历的事物的价值。因为已经经历过，所以不会完全失去，它被保存在骨子里和记忆中，服务和指导未来的生活。或者以怀疑为例。需求被称为发明之母，但其实怀疑才是。怀疑具有一定的威胁性，但怀疑始终是开放的。人类理解上的所有重大进步都来自怀疑。即使是抑郁，也传递了一个有用的信息，那就是一些至关重要的东西已经被"压抑"了。

我们不是要逃离沼泽地，而是要涉足其中，看看有什么新生命在等待着我们。每一片沼泽区域都代表一股心灵之流，如果我们足够勇敢去驾驭它，就可以发现它的意义。当中年之路上的船只陷入沼泽时，我们必须问："这对我意味着什么？我的心灵在告诉我什么？我应该怎么做？"

直面自己的情绪状态并与之对话需要勇气。但这就是个人完整性的关键所在。在灵魂的沼泽地里，蕴含着意义和扩大意识的召唤。接受这个挑战是人生最大的责任。只有我们自己能够掌握船舵。当我们这样做时，恐惧就会被意义、尊严和目的所补偿。

伟大的辩证

荣格采用了一个复合德语单词"Auseinandersetzung"（交换意见），来描述我们与自己之间必要的对话。有人可能会把这个概念翻译成"将一件事与另一件事对立起来"，形象地描述了一种对抗或辩证。例如，那些发生在分析师和分析对象之间，以及每个人的无意识中的事情。

如何推进这一对话呢？我们的建议包括一些日常提问："在这种情况下，我是谁，我听到了什么声音？"以及日常的冥想，也许还有更积极的反思方式，比如写日记。

在本书的开头，我曾说过，我们对世界的看法是透过童年和文化的棱镜来观察得到的，这个棱镜会折射光线，扭曲我们的视野。生活中的某些经验会被内化、强化或分裂，然后当它们作为情结侵入并压倒意识时，就会宣称对当下的控制。然后，我们不得不面对一个明显的问题："如果我不是我的自我，也不是我的情结，那么我是谁？"为了应对这一困境，我们必须开始伟大的辩证。当我们从"自我—世界"轴心上移开时——它使我们的前半生充满活力，我们就需要进行"自我—自性"的对话。正如我们所见，自性通过许多提示表现出它更大的目的性。无论是身体上的、情感上的还是想象上的，这些提示都是我们需要回归正轨的表达。

　　也许参与内心对话的最有用的技术是分析梦境。我们生活在一种日益蔑视内心生活的文化中，因此看不到梦境所蕴含的价值。但是，心灵通过梦中的意象说话，这些意象对自我来说可能怪异，但它们体现了自性的能量和目的论。当我们能够理解这些意象的意义时，就获得了难以置信的丰富智慧，这种智慧在任何书籍或制度中都找不到。这是我们自己的真理，而不是别人的。如果我们能够追随并理解一些梦境，就能更好地知道什么对我们是正确的，真正的本性要求我们做什么。除了深夜所呈现的丰富的个人神话，我们在任何地方都找不到关于自己的如此准确的信息。

　　荣格还发展了一种叫主动想象（active imagination）的技术。这不同于弗洛伊德的自由联想法（free association），也不是一种冥想形式。它是一种激活意象的方法，通过绘画、玩黏土、舞蹈或其他方式，以便个体与意象携带的情绪建立关系。这种类型的"交换意见"，不仅有助于意识在梦境中找到意义，还会促进自我与自性之间的对话。

在我治疗的过程中，我每周听到大约 40 个梦。随着时间的推移，人们会辨识出反复出现的主题。然而，就在自我认为一切都很清晰时，心灵会绕弯子，干扰理解。这样的工作会使人谦卑，但它也是最丰富的，因为我们与灵魂直接联系，与所有人身上运行的宇宙的神秘目的直接联系。任何分析师都能提供数百个梦境，我在这里说两个梦，不可否认，它们比许多梦都更具故事性和连贯性。

第一个梦来自一个 42 岁的女人，她在抚养孩子长大后回到大学深造。因离开教室多年，她感到有些不安，这完全可以理解。在课程学习的早期，她很快对 X 教授产生了强烈的爱慕之情。"坠入爱河"几个月后，她梦到：

> 我走在走廊上，看见Y教授在办公室。她示意我进去。奇怪的是，她有一个阴茎，我们在办公室的地板上做爱，而且门还开着。我很震惊，但觉得这是对的。之后，我回到走廊上，看到X教授向我走来。我会意地笑了笑——这让他很困惑——然后继续走过去。

这个女人对这个梦感到尴尬，犹豫着要不要把它带到治疗中，因为她害怕这个梦的直白和对同性恋的暗示。事实上，这是一个非常积极的梦，表明情况已经出现了转折。对 X 教授的迷恋，代表了她在以前的生活中尚未发展的部分——她的阿尼姆斯，她对事业和新视角的需要。她并不熟悉的 Y 教授，对梦者而言，是一个女性的典范——既发展了阿尼姆斯，又保持了女性气质。因此，在主观层面上，与 Y 教授做爱实际上是一种连接，是将男性和女性的原则整合在一起。这种连接，通过做爱在她的无意识中发生，使她可以了解自己的一些特别之处，这样就没有必要将其投射到 X 教授身上。通过象征性地处理这个梦，并讨论她内心保持两个对立面的平衡是什么感觉，使梦者对她的个人发展任务有了更好的认识。

一个 36 岁的男人梦见他来到一座美丽的豪宅，那里正上演莎士比亚的《仲夏夜之梦》，但被演成了一种色情的芭蕾舞。有人邀请他一起舞蹈，他加入了；直到母亲给他打电话，坚持要他回去解救她。在梦结束时，他对自己想做的事情被打断感到很愤怒，但又觉得不得不答应母亲的要求。

在现实中，做梦者与母亲之间远隔重洋，但在心理上，他仍然和母亲生活在一起。他反复遭受抑郁症的折磨，被消极的阿尼玛所淹没，并害怕在关系中做出承诺。自性把这个梦当作礼物送给他，这是一张描绘他内心世界地形的地图。他虽然已经离家千里，但仍然向父母"报到"，仍然是受压迫童年的受害者。与此同时，他错过了"生命之舞"——这是他对梦中芭蕾舞的联想。这些意象的力量证实了他受伤的程度及其后果。简而言之，这个梦强调了他需要从母亲情结中解放出来，解放他的阿尼玛——荣格称之为"生命本身的原型"。[1]

人们越是理解这样的梦境，就越会相信荣格所说的内在神秘力量，即自性。在这个浩瀚的宇宙中，我们并非孤立无助，缥缈虚无，我们有丰富的、能引起共鸣的无意识，它通过日常生活中的症状，通过梦境和主动想象向我们说话。我们在中年之路上的任务是合作，询问梦中的意象："它们来自我的什么地方？我的联想是什么？它们对我的行为有什么要说的？"

真正修正一个人自我感的唯一方法，就是在自我和自性之间进行这种对话。我们并不一定要接受正式的治疗，只需要有勇气和日常纪律来"倾听"。当我们能够包容和整合所学的东西时，就不会在孤身一人时感到孤独。当我们能够内化与内心的对话，同时保持与外部世界的联系时，就会体验到先前由古代神话和宗教提供的与灵魂世界的连接。我们重新学习了我们祖先所知道的：黑暗会发光，寂静会说话。当我们有勇气和纪律进入内在，体验灵魂世界的

1　荣格，《原型与集体无意识》（篇名），《原型与集体无意识》（*Archetypes of the Collective Unconscious*），《荣格全集》第9卷，第66段。

伟大辩证时，我们就会在永恒中重新站稳脚跟。

牢记死亡

杰里米·边沁（Jeremy Bentham）[1]，19 世纪英国社会哲学家和经济学家，从各种标准来看都是一个杰出的人。直到几年前，如果你很幸运，可以在伦敦大学学院"一睹芳容"。边沁先生在其遗嘱中预留了一笔津贴，用于每年以他的名义举办一场晚宴。这一切都很好。但有一项规定是，要把他经过防腐处理的遗体推出来，放在桌子的最前面。人们不禁会想，在这样的晚宴上，可能有怎样风趣的谈话。如果发现主人看起来很憔悴，客人们会不会很尴尬？

杰里米·边沁的故事反映了西方文化的现状。随着神话的基石被侵蚀，自我价值转向物质获取和地位升迁，现代文化已经将死亡视为敌人。据说，现在在鸡尾酒会上，死亡是唯一不合适的话题。正如杰西卡·米特福德（Jessica Mitford，《美国式死亡》）、欧内斯特·贝克尔（Ernest Becker，《拒斥死亡》）和伊丽莎白·库布勒－罗斯（Elizabeth Kubler-Ross，《论死亡与濒死》）等社会评论家所观察到的，美国人尤其介意这个关于生命的核心事实，即我们都在走向死亡。

---

1 杰里米·边沁（1748—1832），英国法理学家、哲学家、经济学家和社会改革者，被公认为伦敦大学学院的"精神之父"。根据他本人的遗愿，他的遗体陈列于伦敦大学学院主楼的回廊，向公众开放。——译者注

　　这个明显的事实充满了暗示。在中年之路上，人们对时间和有限性的严峻认识，取代了童年的魔法思维和成年早期的英雄思维。爱欲带给我们生命，同时，这一力量也在吞噬我们。正如狄兰·托马斯（Dylan Thomas）简洁的表达："通过绿色茎管催动花朵的力，是我的毁灭者。"[1]年轻时的爱欲，就像一根燃烧的导火线，到中年时，对自己的死亡感到震惊。难怪那些老男人会和"可爱的年轻女人"私奔；这些女人会做胶原蛋白治疗，会做整形手术来掩饰时间的流逝，会在温泉疗养中心醉畅淋漓。正是对衰老和死亡的恐惧激发了这些行为。

　　我们为什么希望保持年轻？把身体的某些部位变得更灵活也许是件好事，但为什么人们希望回到更幼稚的过去呢？答案显而易见：人们宁愿把生命看作固定不变而不是向前发展的，人们没有准备好面临一系列的死亡和重生，人们不愿意完成整个旅程而宁愿蜗居在舒适的空间里。因此，整形手术取代了生命战役，青春气息主宰着整个文化。

　　希腊神话中的提托诺斯（Tithonus）[2]是一个永生之人，但他的身体仍会衰老。当他的身体衰弱时，他向诸神祈求死亡，最终如愿

1　狄兰·托马斯，《通过绿色茎管催动花朵的力》（"The Force That Through the Green Fuse Drives the Flower"），《诗集》，第10页。

2　提托诺斯，希腊神话中特洛伊创建人拉俄墨冬之子，黎明女神厄俄斯的情人。主神宙斯应厄俄斯之请，赐他永生，却未赐他青春永驻，致使他变成一个老态龙钟的干瘪老头。——译者注

以偿。这就是杰里米·边沁和我们所有人的故事。时间让我们归于尘土。

在中年时，精力的减退和苦心经营的一切被摧毁，自然会让人感到苦恼。但在这种苦恼之下，有一个盛情邀请。它邀请我们为接下来的旅程换挡，从外部获取转向内在发展。从第一个成年期的角度来看，后半生是一场缓慢的恐怖表演。我们失去朋友、伴侣、孩子、社会地位，然后是生命。然而，如果真的如所有宗教所证明的，万事皆有神启，那么我们必须接受这个过程中更大的智慧。我们不能只从青春的角度出发，只从自我的角度来想象安全，更大的成就当然是获得足够的心理弹性，去肯定我们整个生命中更大的节奏。

我有幸见过一些在临终前比大多数人都更清醒的人。其中一个人，安吉拉，曾坐在我此刻身处的房间里，她说："我不希望它以这种方式发生在我身上，但这是发生在我身上最好的事情。"她承认，癌症摧毁了她的身体，但最终唤醒了她的生命。她过着美好、负责任、受尊敬的生活，但她从未了解过自己。在分析过程中，她激活了自己未触及的部分；她学习音乐、空手道和绘画。我敬佩她的勇气、日益增长的谦卑，以及她朴素的智慧。到她去世的时候，她已经获得了比自己本身更大的成就：生命旅程中美妙的谦卑和壮丽。这个向我求助的人后来帮了我很多次。

　　中年之路上的痛苦可以转化为这样的收获。讽刺的是，失去从某个角度来看意味着得到，因为放弃旧的自我确定性，会使人遇到一个更大的现实。如果我们是不朽的，就没有什么真正重要，没有什么真正算数；但我们不是永生的，所以每个选择都很重要。正是通过做出选择，我们才成为人，并找到个人的意义感。那么，矛盾在于，人类存在的价值和尊严、恐惧和希望，都依赖于必有一死。这就是华莱士·史蒂文斯（Wallace Stevens）[1] 所说的"死亡是美丽之母"。[2] 美来自恐惧，对确定的欲望也是。有如此多的恐惧，所以有如此多的美。

　　当我们不再执着于自己是谁，不再追求名利或青春的外衣时，我们知道已经走过了中年之路。通过放弃旧有的自我依恋，肯定自己逐渐步入神秘之中，生命作为一种缓慢消逝的感觉，一种不可替代的丧失体验，得到了转变。

　　像往常一样，诗人捕捉到了这一悖论，也就是耶稣在两千年前曾指出的：要赢得生命，我们必须学会失去生命。里尔克在他的第九首《杜伊诺哀歌》中谈到了我们生命的循环：

　　　　你永远是对的，你神圣的

1　华莱士·史蒂文斯 (1879—1955)，美国著名现代诗人。——译者注
2　华莱士·史蒂文斯，《星期天早晨》（"Sunday Morning"），《华莱士·史蒂文斯诗集》（*The Collected Poems of Wallace Stevens*），第 106 页。

启示就是亲密的死亡。

瞧，我还活着。依靠什么？

童年和未来都不会

减少……盈余的存在

涌上我的心头。[1]

悖论在于，只有通过放弃我们所追求的一切，我们才能超越安全和身份的虚假保证，放弃所有的追求。接着，最奇怪的是，剩余的存在会充盈我们的内心。然后，我们从头脑中的知识——尽管它有时重要——转向心灵的智慧。

生命是一束光

据我所知，对于生命，没有谁比荣格的定义更为精妙，他说："生命是两个巨大的谜团之间的一束光，而这两个谜团是一体的。"[2]我们狭隘的意识所能了解的奥秘，并不是全部的奥秘。我们永远不会最终明白并确定这段旅程是怎么回事。我们只是被召唤尽可能有意识地生活。

1　里尔克，《杜伊诺哀歌》（"Duino Elegies"），第 73 页。
2　荣格，《荣格通信集》第 1 卷，第 483 页。

现代希腊诗人卡瓦菲斯（Cavafy）[1] 捕捉到一个悖论，即旅程的目的可能就是旅程本身。他的诗名为《伊萨卡岛》（"Ithaca"），这座城市既是奥德修斯[2] 的出发地，也是他的目的地；而奥德修斯是所有人心中流浪者的原型。诗人劝诫奥德修斯祈祷他的旅途漫长、充满艰险，并且敦促他不要急于返程。当他最终驶入故乡的港口时，请记住：

> 伊萨卡赐予你如此美妙的旅程。
>
> 没有她，你永远不会走这条路。
>
> 但她再没有更多的东西给你了。
>
> 如果你发现她乏善可陈，伊萨卡没有欺骗你。
>
> 凭借你所获得的智慧，凭借你丰富的经验，
>
> 到那时，你一定会明白伊萨卡的意义。[3]

我们的伊萨卡不是抵达或休息之所，而是激活和推动旅程的能量。在生命的后半段，无论它何时到来，旧的自我世界可能仍然需要忠诚，但是一个人的现实感对它的依赖要少得多。是的，各种角

1　卡瓦菲斯（1863—1933），希腊现代诗人，也是现代最伟大的诗人之一。生于埃及亚历山大，少年时代曾在英国待过七年，后来除若干次出国旅行和治病外，他都生活在亚历山大。——译者注

2　在特洛伊战争之后，奥德修斯因受到海神波塞冬的诅咒，在海上漂泊了十年，才回到故乡伊萨卡。——译者注

3　卡瓦菲斯，《卡瓦菲斯诗集》（*The Complete Poems of Cavafy*），第 36—37 页。

色的丧失是一种死亡，但有意识地放手也可能开启一个转变过程，明智的做法是协助而不是阻碍它。当我们转过这个精神拐角之后，许多旧的自我要务似乎不再重要。

一个人没有完成中年之路的标志是，他或她仍然陷在第一个成年期的自我建设活动中。人们还没有认识到，这些活动只是对有限和不可靠的权威的投射。它们是虚幻的偶像，虽然在生命早期是必要的，但后来可能会使我们在旅程中迷失。当然，旅程本身是象征性的，是运动、发展、爱神战胜死神的意象，是努力创造意义。我们在中年的任务是变得足够强大，能够放弃前半生的自我要务，向更大的奇迹开放自己。

中年危机的体验不是核心自我的崩溃，而是一系列假设的崩溃。当我们环顾四周的过来人时，我们自然会寻找行为和态度的范例。我们的假设是，如果我们遵循前人的道路，我们最终会确定自己是谁，并将了解生活的意义。当事实证明并非如此时，我们会感到幻灭、焦虑，甚至是背叛。我们了解到，没有人真正知道生命的意义，也没有人知道生命的奥秘。那些吹嘘自己知道的人，要么仍然在向外投射，要么就是在自吹自擂；充其量，他们是在证明自己的真理，而不是我们的真理。因此，没有什么大师，因为每个人的道路是不同的。

荣格提醒我们，人们感受到痛苦，是因为"满足于自己对生活问题的不充分或错误的答案"[1]，灵魂因此遭罪。所以，如果我们认识到，我们的生命是受限的，我们的视野是受限的，我们要么跳船，要么拥抱旅程。有些人担心自己的旅程会影响他人，对此我们需要记住，我们帮助他人的最好方式，就是清醒地过自己的生活，这样他人才能自由地过他们的生活。荣格觉得，这一点对于父母和孩子来说尤其正确。里尔克写道：

> 有时，一个人在晚餐时站起来
>
> 走到屋外，一直走下去，
>
> 因为在东方某处有一座教堂。
>
> 孩子们对他说祝福的话，好像他已死去。
>
> 而另一个人，他留在自己的房子里，
>
> 待在那里，消耗在碗碟和杯子里，
>
> 这样，他的孩子们就得远走他乡
>
> 走向那座他所遗忘的教堂。[2]

走过中年之路，没有人知道这段旅程将把我们带到哪里。我们只知道，我们必须对自己负责，别人走的路不一定适合我们，我们最终要寻求的东西在内部，而不在外部。正如几个世纪前圣杯传

1　荣格，《荣格自传：回忆·梦·思考》，第 140 页。
2　里尔克，《里尔克诗选》，第 49 页。

说所言:"走别人走过的路是一件可耻的事。"[1] 只有听从自己的内心,我们才能感受到灵魂的激励,正是这种对内在而非外在真理的强调,区别了第一个成年期和第二个成年期。荣格再次提醒我们:"一个人只有自觉地认同内在声音的力量,才能成为一个有个性的人。"[2]

有意识的行为是核心,否则我们就会被情结所淹没。每个人心中的英雄都必须响应个体化的召唤。我们必须远离外部世界的喧嚣,倾听内心的声音。当我们敢于从心而活,我们就有了个性。对于那些自以为了解我们的人,我们可能会变得陌生,但至少我们对自己不再陌生了。

对中年之路的有意识体验,需要将我们是谁与我们的内化经验分开。然后,我们的思维会从魔法思维到英雄思维,再到人性思维。我们与他人的关系变得不那么依赖,对他人要求更少,对自己要求更多。我们的自我受到打击,必须重新定位自己与外部世界的关系——职业、人际关系,以及权力和满足的来源。在对自己要求更多时,如果他人没有提供他们无法提供的东西,我们也不再失望;我们会承认,与我们一样,他们的主要责任是走完自己的旅程。我们会越来越意识到身体的有限性和人类所有事物的脆弱性。

1　克雷蒂安·德·特罗亚(Chretien de Troyes),《圣杯的故事》(*The Story of the Grail*),第 94 页。

2　荣格,《人格的发展》(篇名),《人格的发展》,《荣格全集》第 17 卷,第 308 段。

如果我们还有勇气，中年之路会让我们与生命失联之后重获新生。奇怪的是，除了所有的焦虑，还有一种令人敬畏的自由感。我们甚至可能会意识到，只要与自己有着重要的联系，外面发生的事情并不重要。新发现的与内在生命的关系，足以平衡外部世界的损失。灵魂旅程的丰富，至少与世俗成就一样有价值。

回想一下荣格的中心问题："我们是否与某种无限的事物有关？"[1] 我们要么体现出某种本质，要么就荒废了生命。一种巨大的神秘能量在孕育时就体现出来，在世间停留片刻，最后去了别的地方。让我们做仁慈的主人，让我们有意识地赞同这生命散发的光芒。

最后，让我们用里尔克的话作为墓志铭：

> 我生活在不断扩大的圈子中
> 逐渐覆盖世界上所有的事物。
> 也许我永远无法抵达终点，
> 但那将是我努力的目标。
> 我环绕着上帝，环绕着古老的塔，
> 我已经盘旋了一千年，
> 而我仍不知道我是一只猎鹰，一场风暴，
> 还是一首激昂的歌谣。[2]

---

1 荣格，《荣格自传：回忆·梦·思考》，第 325 页。
2 里尔克，《里尔克诗选》，第 13 页。

Select Bibliography
精选参考书目

On Midlife
论中年

Sharp, Daryl. *The Survival Papers: Anatomy of a Midlife Crisis.* Toronto: Inner City Books, 1988.

Sheehy, Gail. *Passages: Predictable Crises of Adult Life.* New York: Bantam, 1977.

Stein, Murray. *In Mid-Life: A Jungian Perspective.* Dallas: Spring Publications, Inc., 1983.

On Women
论女性

Carlson, Kathie. *In Her Image: The Unhealed Daughter's Search for Her Mother.* Boston: Shambhala Publications, Inc., 1988.

Godwin, Gail. *Father Melancholy's Daughter.* New York: Morrow, 1991.

Johnson, Robert. *She: Understanding Feminine Psychology.* New York: Harper and Row, 1977.

Leonard, Linda. *The Wounded Woman: Healing the Father-Daughter Relationship*. Boston: Shambhala Publications, Inc., 1983.

McNeely, Deldon Anne. *Animus Aeternus: Exploring the Inner Masculine*. Toronto: Inner City Books, 1991.

Perera, Sylvia Brinton. *Descent to the Goddess: A Way of Initiation for Women*. Toronto: Inner City Books, 1981.

Woodman, Marion. *Addiction to Perfection: The Still Unravished Bride*. Toronto: Inner City Books, 1982.

Woodman, Marion. *The Pregnant Virgin: A Process of Psychological Transformation*. Toronto: Inner City Books, 1985.

Woodman, Marion. *The Ravaged Bridegroom: Masculinity in Women*. Toronto: Inner City Books, 1990.

On Men
论男性

Bly, Robert. *Iron John: A Book About Men*. Reading, Mass: Addison–Wesley Publishing Co., 1990.

Corneau, Guy. *Absent Fathers, Lost Sons: The Search for Masculine Identity*. Boston: Shambhala Publications, Inc., 1991.

Hopcke, Robert. *Men's Dreams, Men's Healing*. Boston: Shambhala

Publications, Inc., 1989.

Johnson, Robert. *He: Understanding Male Psychology*. New York: Harper and Row, 1977.

Keen, Sam. *Fire in the Belly: On Being a Man*. New York: Bantam, 1991.

Levinson, Daniel J. *The Seasons of a Man's Life*. New York: Ballantine, 1978.

Monick, Eugene. *Castration and Male Rage: The Phallic Wound*. Toronto: Inner City Books, 1991.

Monick, Eugene. *Phallos: Sacred Image of the Masculine*. Toronto: Inner City Books, 1987.

Moore, Robert and Gillette, Douglas. *King, Warrior, Magician, Lover: Rediscovering the Archetypes of the Mature Masculine*. San Francisco: Harper and Row, 1990.

On Relationship
论关系

Bertine, Eleanor. *Close Relationships: Family, Friendship, Marriage*. Toronto: Inner City Books, 1992.

Sanford, John. *The Invisible Partners: How the Male and Female in*

Each of Us Affects Our Relationships. New York: Paulist Press, 1980.

Sharp, Daryl. *Getting to Know You: The Inside Out of Relationship*. Toronto: Inner City Books, 1992.

Typology
类型学

Keirsey, David and Bates, Marilyn. *Please Understand Me: Character and Temperament Types*. Del Mar, CA: Prometheus Nemesis Press, 1984.

Sharp, Daryl. *Personality Types: Jung's Model of Typology*. Toronto: Inner City Books, 1987.

Inner Work
内在工作

Abrams, Jeremiah. *Reclaiming the Inner Child*. Los Angeles: Jeremy P. Tarcher, Inc., 1990.

Carotenuto, Aldo. *Eros and Pathos: Shades of Love and Suffering*. Toronto: Inner City Books, 1989.

Hall, James. *Jungian Dream Interpretation: A Handbook of Theory and Practice*. Toronto: Inner City Books, 1983.

Hall, James. *The Jungian Experience: Analysis and Individuation.* Toronto: Inner City Books, 1986.

Jaffe, Lawrence W. *Liberating the Heart: Spirituality and Jungian Psychology.* Toronto: Inner City Books, 1990.

Johnson, Robert. *Inner Work: Using Dreams and Active Imagination for Personal Growth.* San Francisco: Harper and Row, 1986.

Storr, Anthony. *Solitude: A Return to the Self.* New York: Ballantine Books, 1988.

General Bibliography
普通参考书目

Agee, James. *A Death in the Family*. New York: Bantam, 1969.

Alighieri, Dante. *The Comedy of Dante Alighieri*. Dorothy Sayers trans. New York: Basic Books, 1963.

Apollinaire, Guillaume. In *An Anthology of French Poetry from Nerval to Valery in English Translation*. New York: Doubleday Anchor Books, 1962.

Aristotle. *Poetics*. Francis Ferguson ed. and trans. New York: Hill and Wang, 1961.

Arnold, Matthew. *Poetry and Criticism of Matthew Arnold*. New York: Houghton Mifflin, 1961.

Baudelaire, Charles. In *An Anthology of French Poetry from Nerval to Valery in English Translation*. New York: Doubleday Anchor Books, 1962.

Bernbaum, Ernest, ed. *Anthology of Romanticism*. New York: The Ronald Press Co., 1948.

Berthoud, Roger. *The Life of Henry Moore*. New York: Dutton, 1987.

Bonhoeffer, Dietrich. *Letters and Papers from Prison*. Eberhard Bethge trans. New York: MacMillan, 1953.

Campbell, Joseph. *The Power of Myth*. With Bill Moyers. New York: Doubleday, 1988.

Campbell, Joseph. *This Business of the Gods: In Conversation with Fraser Boa*. Caledon East, ON: Windrose Pubns, 1992.

Cavafy, C. P. *The Complete Poems of Cavafy*. Rae Dalven trans. New York: Harcourt, Brace and World, 1961.

Cheever, John. *The Stories of John Cheever*. New York: Alfred A. Knopf, 1978.

Cummings, E.E. *Poems 1923-1954*. New York: Harcourt, Brace and Co., 1954.

de Troyes, Chretien. *The Story of the Grail*. R.W. Linker trans. Chapel Hill: University of North Carolina Press, 1952.

Dostoyevsky, Fyodor. *Notes from Underground*. Andrew R. MacAndrew trans. New York: Signet, 1961.

Dunn, Stephen. *Landscape at the End of the Century*. New York: W.W. Norton and Co., 1991.

Dunn, Stephen. *Not Dancing*. Pittsburgh: Carnegie–Mellon University Press, 1984.

Eliot, T. S. *The Complete Poems and Plays*. New York: Harcourt, Brace and World, 1952.

Eliot, T. S. In *Critical Theory Since Plato*. Hazard Adams ed. New York: Harcourt, Brace, Jovanovich, Inc., 1970.

Ellmann, Richard. *Yeats: The Man and the Masks*. New York: Dutton, 1948.

Flaubert, Gustave. *Madame Bovary*. Paul de Man trans. New York: W.W. Norton and Co., 1965.

Fry, Christopher. *A Sleep of Prisoners*. New York: Oxford University Press, 1951.

Gilligan, Carol. *In a Different Voice*. Cambridge: Harvard University Press, 1982.

Goethe, Johann Wolfgang von. *Faust*. Walter Kaufmann trans. New York: Anchor Books, 1962.

Halpern, Howard M. *How to Break Your Addiction to a Person*. New York: Bantam, 1983.

Heidegger, Martin. *Being and Time*. John Macquarrie trans. New York: Harper and Row, 1962.

Hillman, James. *Healing Fiction*. Barrytown, NY: Station Hill Press, 1983.

Hobbes, Thomas. *Selections*. New York: Charles Scribner's Sons, 1930.

Hölderlin, Friedrich. *An Anthology of German Poetry from Hölderlin to Rilke*. Angel Flores ed. New York: Doubleday Anchor Books, 1960.

Hugo, Richard. *Making Certain It Goes On: The Collected Poems of Richard Hugo*. New York: W.W. Norton and Co., 1984.

Ibsen, Henrich. *A Doll's House and Other Plays*. New York: Penguin, 1965.

Jung, C. G. *Letters* (Bollingen Series XCV). 2 vols. R. F. C. Hull trans. G. Adler, A. Jaffé ed. Princeton: Princeton University Press, 1973.

Jung, C. G. *The Collected Works* (Bollingen Series XX), 20 vols. R. F. C. Hull trans. H. Read, M. Fordham, G. Adler, W.M. McGuire ed. Princeton: Princeton University Press, 1953 - 1979.

Jung, C. G. *Memories, Dreams, Reflections*. Richard and Clara Winston trans. A. Jaffé ed. New York: Vintage Books, 1965.

Kafka, Franz. *Selected Short Stories of Franz Kafka*. Willa and Edwin Muir trans. New York: The Modern Library, 1952.

Kazantzakis, Nikos. *The Last Temptation of Christ*. New York: Simon and Schuster, 1960.

Kazantzakis, Nikos. *The Saviors of God*. Kimon Friar trans. New York: Simon and Schuster, 1960.

Kean, Sam and Valley-Fox, Anne. *Your Mythic Journey*. Los Angeles: Jeremy P. Tarcher, Inc., 1989.

Lincoln, Abraham. *The Lincoln Treasury*. Chicago: Wilcox and Follett, 1950.

Moore, Katharine. *Victorian Wives*. London: Allison and Busby, 1987.

Moore, Marianne. *The Complete Prose of Marianne Moore*. New York: Viking, 1986.

Nietzsche, Friedrich. *The Portable Nietzsche*. Walter Kaufmann trans. New York: Viking, 1972.

O'Neill, Eugene. *Complete Plays*. New York: Viking, 1988.

Pagels, Elaine. *The Gnostic Gospels*. New York: Vintage Books, 1981.

Pascal, Blaise. *Pensées*. New York: Dutton, 1958.

Plath, Sylvia. *The Collected Poems*. New York: Harper and Row, 1981.

Price, Martin. *To the Palace of Wisdom*. New York: Doubleday, 1964.

Rilke, Rainer Maria. *Duino Elegies*. C. F. MacIntyre trans. Berkeley: University of California Press, 1963.

Rilke, Rainer Maria. *Letters of Rainer Maria Rilke*. Jane Green and M. D. Herter Norton trans. New York: W. W. Norton and Co., 1972.

Rilke, Rainer Maria. *Letters to a Young Poet*. M. D. Herter Norton trans. New York: W. W. Norton and Co., 1962.

Rilke, Rainer Maria. *Selected Poems of Rainer Maria Rilke*. Robert Bly trans. New York: Harper and Row, 1981.

Roethke, Theodore. *The Collected Poems of Theodore Roethke*. New York: Doubleday and Co., 1966.

Roth, Philip. *Goodbye, Columbus and Fives Short Stories*. Boston: Houghton Mifflin, 1959.

Stevens, Wallace. *The Collected Poems of Wallace Stevens*. New York: Alfred A. Knopf, 1954.

Terence. *Comedies*. Chicago: Aldine Publishing Co., 1962.

Thomas, Dylan. *Collected Poems*. New York: New Directions Publishing Co., 1946.

Thoreau, Henry. *The Best of Walden and Civil Disobedience*. New York: Scholastic Books, 1969.

Untermeyer, Louis, ed. *A Concise Treasury of Great Poems*. New York: Simon and Schuster, 1942.

von Franz, Marie-Louise. *Projection and Re-Collection in Jungian*

Psychology: Reflections of the Soul. LaSalle, IL: Open Court, 1988.

Wagoner, David. *A Place To Stand*. Bloomington, IN: Indiana University Press, 1958.

Wakoski, Diane. *Emerald Ice: Selected Poems 1962-1987*. Santa Rosa, CA: Black Sparrow Press, 1988.

Whitehead, Alfred North. *Nature and Life*. New York: Greenwood Press, 1968.

Wordsworth, William. *Poetical Works of Wordsworth*. New York: Oxford University Press, 1960.

Yeats, William Butler. *The Collected Poems of W. B. Yeats*. New York: MacMillan, 1963.